U0070937

爸爸，我不會忘記你

CAN'T FORGET YOU
MY DEAR FATHER

邱珍琬—著

心輔系教授
記錄失智父親的
生活點滴

給在天上的爸爸

自序

這一本書是得知老爸罹患中度失智症開始寫的，在這之前我寫了一本《父親與母親的禮物——走出記憶拼圖》（書泉出版），是以女性主義的角度重新看父母親，以及雙親關係，也許在這段期間，父親已經有輕微失智的情況，只是我們渾然不覺而已！

我發現爸爸很奇怪是他的固執與執著。前一次回花蓮，要帶他去看醫生的那天早上，臨出門前他還在一直檢查手上的幾張健保卡，動作似乎是無意識地，但是卻像強迫性地一直重複，我催他快一點，他卻無動於衷，即便我後來生氣，口氣變得很不好，他還是一樣拗！後來要趕門診時間，他還會擔心醫生沒有等他。

我第一次目睹老年癡呆症是在俄亥俄州唸書的時候，當時有一門「全人發展」的課程，老師帶領我們看了一位醫師的紀錄片，這位醫師以自己的眼睛，用攝影方式記錄自己妻子罹患老年失智症的過程，片名就叫「葛瑞思」（Grace），葛瑞思是醫生太太的名字，也有「優雅」的意涵，因此我後來也體會到影片名的另一層涵義：要死得有尊嚴，優雅。我看到影片中的葛瑞思脾氣會突然很不耐煩，思考一個簡單的事會讓其苦惱萬分，甚至最後會走出家門不知道回家的路而張惶失措，這些片段讓我想起自己八十六歲那年過世的祖父。

祖父與我們這一家關係深厚，甚至在母親離家之後他也自責很深，從一個只知「飯來張口」的大男人，慢慢訓練成為一個可以下廚、照顧孫輩的不一樣的祖輩。阿公是一個受過高等教育，腦筋十分清楚的人，他的「變化」也是在我們不知不覺中進行，包括我發現平日對於國內外大事相當注意的他不再對報紙有興趣了；菜園裡的菜莫名奇妙就枯死，後來才知道是因為他每天早晚各澆一次肥而「鹹」死的，他已經不記得自己曾經做過「施肥」的動作。後來阿公搬到台北與我們同住，由我們幾個孫女照顧他，因為他曾經有過走失的情況，所以我們很注意，但是儘管如此小心，還是讓他走出家門，不知蹤跡，最後病逝醫院，當時沒有全民健保，所以即便警方在路上找到被車撞倒的他，緊急送到醫院，醫院卻也只採用消極處理方式（怕萬一家人沒來，醫療費用無法催討），最後阿公在醫院含恨而終。

父親是我生命中最重要的人，沒有他，不會有今天的我。他以他「非大男人」的教養方式與態度來對待我，讓我更清楚也確定自己的價值。當我在媒體上看到藝人呂如中談到與中風父親最後幾年的生活，他終於可以接納父親「生病」的事實，願意重新與父親修復關係，然後是李志希，志奇兄弟在接受訪問談自己父親的段落，讓我明白自己接下來要寫的就是與父親之間的關係——我希望重新與父親做朋友，雖然爸爸的失智情況只會更嚴重，但是至少我希望在他還在世的這一段時間，儘量去了解他，重新認識他，也圓我這個做女兒的心願，加上自己最近閱讀了一連串關於失智症與親情的書籍，也慢慢感受到自己對於父親實在知道太少。這也是一本關於一家人的故事，雖然不像Augusten Burroughs所鋪陳的《一刀未剪的童年》（遠流出版）那般怵目驚心，但是也是我們成長的故事。是為序。

目次

第一章　電話鈴聲

我們六個孩子與父親感情深厚，因為我們基本上是他一手養育的孩子。早年母親離家出走，我們變成一群「沒有媽媽」的孩子，殊不知在鄰居眼中我們就成了所謂的「野孩子」，父親與祖父就這樣一路把我們拉拔到大。我們曾經有過一段手足無措的日子，因為家中頓失母親，又遭逢鄰里街坊的狠心對待，常常在外頭遭受欺侮之後，也不知道要怎麼因應，而又擔心帶給父親及阿公額外的負擔。後來家中成員開始分攤家事，慢慢習慣這樣的運作，也因為這樣的突發事件，我們學會了合作與堅強。

電話鈴響，我跑去接，對方傳來沙啞的聲音，我於是出聲喊：「爸！」但是對方是我大一英文老師的聲音，這已經發生第二次了。

才幾個月前，只要我打電話回去，沒有人接，但不久老爸一定會再打過來，問是不是我打的電話？有什麼事？但是我已經很久沒有接到老爸的電話了，有一次是要弟弟把手機拿到他耳邊，他才跟我對話。老爸知道是誰打的電話，主要是因為小弟替他安置了「會說話」（會有來電顯示並說出）的電話，讓爸不必去翻找電話簿就可以回電話。

我們沒有注意老爸的情況其實已經是失智症的徵象，他以前就是一個動作很慢的人，也不喜歡洗澡，常常提到別人對不起他，但是這樣的情況來越嚴重，我們以為只是他年老的現象，卻希望他不要維持這樣的疏懶惡習。我上一次回去看爸爸，看見他在發獃，問他在想什麼？他就很不耐煩地說：「不要吵我。」原來對於一些複雜的思考他已經覺得挫敗感很大了。要出門看醫生，他會搞錯日期，臨出門前也會將要攜帶的東西再三檢查一遍，不像他以前會口中喃喃自語，查看東西少了沒？而是一直重複無意義的動作。這一回住院，是因為他又不遵照醫生囑咐，喝太多水，也不吃飯，造成尿蛋白增高，糖尿病情況更嚴重，幸好是要出院之前，弟弟突然想到需不需要做一些檢查？後來果然證實老爸是失智症。最先是智能與記憶方面的評估，結果是中度失智，大妹轉述說：「問他今年幾歲，他說八十一；幾個孩子？他說他有六個孩子，但是老大師範大學畢業，考上公費留學，回來做什麼都還沒問題，到老二……情況就不對了。」

後來進行進一步的腦斷層檢查，果然發現有大腦萎縮的情況，鑑定是中度失智沒有錯。小弟在給我的電子郵件上寫著：「知道爸是中度失智，雖然很難過，但是感覺上比較輕鬆一些。」我知道弟弟的意思，因為這麼多年來他與爸爸同住，也發現爸的情況越來越糟，但是說不出個所以然來，現在知道爸是生病，所以像孩子一樣，只是也很愧疚自己沒能早日看出來吧！但是這不是他的問題啊！我們這些年也忽略爸的情況，是去年初診斷發現爸有糖尿病，可是也無法有效取得爸的合作，我們將他早年與多年來的習慣聯想在一起，以為他只是懶（懶到不喜歡洗澡，不喜歡動），只是情況更嚴重而已，作息不定時（可以看電視到清晨，不愛去床上睡覺，搞得腿部常常腫脹最後需要入院），甚至有一些強迫性行為（比如他在出門前會去數幾扇門窗關好沒有，檢查自己帶的證件齊了沒有），這是他自年輕時代就一直為人詬病的「壞習慣」，沒有想到之前阿公也是因為老年癡呆症，自行外出，發生車禍而猝死在醫院裡，現在老爸竟也罹患失智症。

電話鈴響了，我是多麼希望對方傳來我所熟悉阿爸的聲音，雖然他後來會嫌我打電話，總是口氣有點不耐煩地問：「有什麼事嗎？」我還會頂他：「要有什麼事才可以打電話？」他還是願意接受，開始與我對話，後來也可能因為病痛的關係，需要起身接電話成了辛苦的差事，竟然有一回說：「妳知道會麻煩我嗎？」當下我還有氣忿的感受。現在我不太敢打電話，起先是因為長長的電話鈴聲，那種不確定性讓我覺得很可怕，以前是擔心爸又住院，或是出了什麼事，所以家裡沒人接電話，後來是怕聽見父親的聲音，不像我之前所熟悉的，現在知道爸不會接電話，那種心情萬分蕪雜。

天底下大概只有我會掛爸爸的電話，這要是在一般日常生活的禮儀上我是絕對不及格的。那一次是人在國外，小弟來電說爸因為脊椎問題痛得每天唉唉叫，卻又不願意就醫，問我該怎麼辦？我當時馬上掛電話給爸：「爸，快七十了喔，如果你覺得活夠了就不必去醫院。」然後「喀嚓」掛了電話。聽弟後來說，爸很生氣，在掛電話之後馬上叫他驅車去醫院。我不是故意要忤逆父親，只是有時他太堅持己見，不聽我們的勸導，我就會運用這一招，這也讓我知道老爸是在乎我們的，或許是因為他跟我一樣也怕死。

以前我只會「傳達」我需要傳達的訊息，根本不理會聽的對方願不願意接受或會不會接受。自己學諮商，好像只將這些專業運用在當事人身上，對家人或是與我關係更親密的人，我就可以任性、耍脾氣。但是我知道爸在乎我的意見，就如同他在我成長階段中很重視我的看法一樣。我從小就是會發問的「問題兒童」，主要是因為爸爸願意回應我的問題，他也教會我這樣的求知方式，而我的師長們不會因為我的發問而不耐煩，讓我的好奇與求知欲可以充分展現，學習很有動力。

現在偶而有半夜或是清晨「不尋常」時段聽到電話鈴響，總會讓我驚懼萬分，擔心電話那一頭不知道會傳來怎樣的消息？九六年十二月初，突然在熟睡中接到一通電話，我睡眼模糊中：「喂」了一聲，對方卻傳來繼續撥號的聲音，我當時想：是不是阿爸在打電話？依據自己查關於老年失智的發展，老人家可能連極簡單的事都無法完成，打電話是不是其中之一？我該不該打電話給弟弟問一下？或就是打給爸爸，看是不是他撥的電話？我最終還是沒有做這個動作，因為我害怕，害怕知道真相。

最近一次回家看爸，與醫生約定週二上午回診，我從早上九點喊醒父親起來吃藥，吃飯，告訴他今天要去看徐醫師，他也很合作，吃過飯後躺了一下，就去上廁所，我每隔十多分鐘就去提醒他，是不是該從廁所出來了？他起初會說「快好了」，但是提醒幾次之後他就表現不耐煩，時間越接近中午，我越焦慮，怕他又不能如時回診，因為這一回還要測血糖值，一直到近十一點半，不出發不行了，我就說：「爸，（過世的）阿公說你一定要今天去看醫生，要不然他就會來接你了。」因為父親怕死，常常掛在嘴邊，第一次他說「快好了」，但是兩三次之後，他就賭氣道：「隨便，要現在接（我去）也好。」我於是丟下一句：「好吧，隨便你。」小弟看看時間不夠，就騎車去醫院替爸拿藥。十二點過一刻，爸在樓下喊：「我（準備）好了，要出發（去醫院）了！」我說：「爸，上午看診時間過了，弟弟去拿藥了。」爸不相信，打了弟的手機，我接的，爸在電話那頭說：「要去醫院，不要讓我等太久。」我下樓去看爸，他已經把睡褲穿好，拄著枴杖坐在客廳沙發上等候。

阿爸怕死他也不會掩飾，但是很奇怪的是，他寧可忍受疼痛，也不願意去就醫，這一點讓我們常與他起衝突。上一回住院，爸夢見黑白無常來找他，還很害怕地告訴小弟，小弟就趁此時「機會教育」他一番，爸還可以聽進去，至少與我們合作了幾次，但是後來也行不通了！阿爸去醫院看門診，總是沒有準時過，偶而醫生還會等他，但是也不能常常這樣，而且大都是由小弟陪他去，也因為常常等他準備，什麼事都不能去做，有幾回小弟就放手讓他自己去，等到有一次在陪父親去就診時，醫生有意無意就說了一句：「這次你兒子陪你來呀？」小弟說當時感覺很不舒服，醫師言下之意似乎是在指責他「不夠孝順」，後來也可以釋懷：反正他們不懂。社會大眾對於子女的「孝順」有一套約定俗成的期待，但是身為阿爸的子女，有切身與他相處的經驗，才會體驗到與阿爸好好相處是多麼辛苦的一件事，旁人無法了解。也許阿爸就是因為擔心自己進了醫院卻出不來，所以遲遲不肯就醫吧！年輕的時候，我總認為醫院應該是「醫生」（讓人可以繼續生存下去），也許隨著年紀增長，醫院也可以是「醫死」的地方吧？

小弟回來的時候，我很高興告訴他：「爸還會打電話。」至少，他目前的情況還好，沒有惡化太嚴重。

每個家庭都有一個運作的系統，每一個人都是重要的環節，只要一個部分出了差錯，整個家庭系統都受到影響。原本家裡有雙親與子女，卻因為母親的缺席，整個家都亂了調，而家庭會自然修復其系統，恢復原本的平衡，於是在慌亂一陣子之後，裡面的成員開始做一些改變（像是分攤家務與角色），讓家庭恢復原來的運作功能（與平衡），從家庭因應改變與困境的情況也可以看出家庭的強度。

第二章　孝順是給自己交代

我們對於父母親的情史了解不多，只知道當時阿爸在公家機構任職，有一次出差途中瞥見美麗的母親，於是央人說媒。但是當時還年輕，懷有明星夢的母親不願意就這麼決定自己的一生，何況嫁入阿爸家，上面有公婆要服侍，也有農事要做，與自己目前無憂無慮的生活有極大差距，只是礙於當時霸權的外公，沒能有太多的自主權。結婚不久就接連生下六個子女，她也從一位蔥蒜不分的大小姐，成為一位靈敏、可以做出一桌好菜的女性。只是母親心理上還是有許多的需求未能滿足，於是她慢慢在損友的影響下，變成一位賭徒，不僅忽略自己的職責，甚至以父親名義向外借貸，後來還向地下錢莊借錢，我們的生活開始有了劇烈震盪！首先是債主上門，後來是警察抓賭，母親甚至因為付不出賭債，又無法讓阿爸為其償債，甚至在我六年級那一年嘗試跳河自殺，後來被救起，卻讓擔任公職的父親與祖父都成為鄰居們的笑柄！只是生活繼續，我們學會把這些拋諸腦後。我高三那一年，母親賭性更堅強，向地下錢莊借貸，念頭轉到祖先的房屋上，後來是以離家收場。

家裡的孩子對爸的觀點不同，我也許是因為身為老大的關係，與父親有較長時間的接觸，所以也會感念他最深，但是後來我師大畢業後回鄉任教，與父親有不同的互動，也發現父親許多的弱點，只是因為他是撫養我們長大的單親父親，所以會找理由原諒。父親監聽我的電話，甚至毫不客氣地插話，讓我體會到父親極深的矛盾，他一方面希望我們可以找到心靈相契的人生伴侶，另一方面卻又試圖阻撓，過度保護，也許是因為他擔心子女如他一般遇人不淑，或許對一位父親來說，放手讓孩子去過生活總不是件容易的決定；但是後來陸續發現父親的行徑越來越不可理諭，像是罵因為交通問題遲歸的大妹「公共廁所」，甚至進一步阻止她去學校工作，把大妹軟禁在房裡一天，更甚者把我們的品性與母親的「不守婦道」連在一起，簡直就是歧視女性，貶低我們的作法。這也造成了小妹匆匆成家，企圖想要逃離原生家庭的倉促決定，讓自己後來的婚姻路詭譎多變，也差點以悲劇作結！父親當時是選擇不相信自己的女兒，自己捏造道：「該不是跟人有了孩子！」這讓我們這些女兒非常受傷！然而父親對於兒子的作法就大相逕庭，而且是兩套標準，不只在大弟的女友懷孕時不譴責自己兒子不負責任，甚至如當初懷疑小妹一樣，認為是女方「不守婦道」。父親的男性霸權，讓我們很不齒，也對婚姻有極度恐懼。

現在老爸生病了，最孝順的小兒子守在身邊照顧，一晃就是十五年，但是父親對這位老么也沒有特別疼愛。小弟有一回對我說：「就是因為妳說的那件事，我覺得欠他，才會回來還他（這筆債），可是我現在很後悔。」小弟提的是當年他高二時留書出走，隻身一人去台北找離家的母親。那一年是我返鄉教書第一年，父親替小弟送忘了帶去的飯盒去學校，卻意外發現小弟已經將近一週沒去上課，但是他卻在我們面前偽裝成正常上下學。那一天阿爸同我忙了一整天，我晚上十點多回到家，爸是清晨才回到家，他看到我的第一句話就是：「我連急診室，太平間都去了。」翌日小弟的朋友送他的留書來，阿爸及我才確定小弟是離家出走，他在信中表示至少會完成高中學歷，要我們不要掛心他。幾個月後，我在台北與小弟見面，告訴他這個故事，當時他涕泗橫流，我回家時告訴爸爸：「你這個兒子一定最孝順。」果然，阿爸出車禍隔天，小弟就辭掉當時做得最夯的電腦業，義無反顧回老家去照顧老爸，這一點我們任誰都比不過他；只是他的青春歲月在不景氣的花蓮無法發揮，連個像樣的工作也找不到，後來連多年的積蓄也用光了（他也未跟我們求助，是後來我們發現不對，才開始寄錢回家），甚至因為父親依賴太深，小弟根本無法有正常工作，這麼一拖就是十來年。

「是我欠他的吧。」小弟說。小弟獨力照顧老爸這麼多年，也是在最近一年才聽他向我們求助，也許他已經身心俱疲，再也負荷不住，也許他念在父親來日無多，希望我們可以多與父親相聚，於是我們開始輪流回花蓮；我也發現回老家的最大安慰應該是小弟，因為他太孤單，也太累了，照顧一位不尋常的父親不是一般人能夠勝任，他卻獨自負責了這麼多年。即便我每月會匯錢給小弟，至少讓他生活不需要憂慮，但是照顧所需的心力，豈是金錢可以支付於萬一的？而且小弟這十多年來，在花蓮找不到適合自己的電腦專業工作，卻又不想無所事事，於是就自己做了「蘇活族」，替人維修電腦，收入不固定，當然也無法成家，因為在他的觀念裡，男人還是需要有固定工作可以養家活口。老家房子需要整修，也都是我們這些女兒們在籌款協助，小弟負責監工完成，我們也視其為當然，沒有去細想他的付出。他所犧牲的青春，不是我們還得起的！

小妹離家十多年，結婚之後回老家看過父親幾次，但是這些年幾乎都缺席，主要是因為她與丈夫都在海外工作，兩個人把孩子放給媽帶，近年又有夫妻相處的問題，因此更是不敢回花蓮。小妹不願意回花蓮，主要也是因為父親對待她的方式讓她很受傷，包括對她婚姻不看好，現在的婚姻情況也怕阿爸擔心，所以就有近鄉情怯的心情。前陣子因為發現老爸情況每下愈況，我們也知會小妹應該趁機去看看爸爸，但是她那一次回去，從車站到家的十幾分鐘路程，就聽到小弟的指責與謾罵，後來她問我：「弟弟是不是很討厭我？」我後來找機會問小弟，他說：「我是希望她不要把金錢看得這麼重要，兩夫妻都在大陸，兩個孩子的教育怎麼辦？孩子沒有父母長期在身邊……」我了解小弟的心情，畢竟我們被母親遺棄的那一年，他才唸小三，原本快樂的童年自此蒙上陰影，加上隔壁親戚的侮辱惡待，甚至罵我們是「沒娘的野孩子」，當時他小小心靈也許並不了解大人的世界，以及人情的冷漠，而我們也只不過大他幾歲，自顧都不暇了，哪還有心思去關心他的心境，與他分擔？我告訴小妹：「弟弟不是討厭妳，他只是希望發生在我們身上的悲劇不要重演。想想看都已經經過這麼多年了，我們每個人身上還帶著傷。」的確，前一陣子大妹看到韓劇「藍色生死戀」裡的一幕——女主角目送養母一家離開時的情景——也忍不住掉下淚來，她說：「好像我們以前的那種被拋棄的情形一樣。」我聽了也很心酸。是啊，我們無法選擇自己的父母親，即便如此，那種錐心之痛日久天長之後，還是在心上隱隱發作。照顧父親的重責大任，平常沒有人會去感謝小弟的付出，然而一旦父親有病痛、或是住院，小弟就成為眾矢之的！我們怎能那麼殘忍？

阿爸也有「被迫害妄想」，他常常跟我們提小弟的不孝，又說小弟都不尊重他，只是阿爸似乎不了解自己的情況，他的飲食是需要仔細監控的，要不然血糖太高或太低都會有生命危險，現在他的腎功能也不行了，醫師建議要控制水量，小弟嚴格遵守，但是爸就認為是小弟要害他，不讓他吃東西。最近小弟已經放棄水的控管，因為即便這麼小心去控制爸的飲水量，但是卻又不能整天監控，爸爸坐在客廳就會找食物吃，冰箱或是放在他伸手可及的水喝完了，爸竟然就去喝生水，小弟擔心爸目前健康情況不佳，抵抗力弱，萬一喝生水生病情況就更糟，兩相權衡之下，小弟決定放棄水的監控。現在爸的水腫又更厲害了，他不上床睡覺，也不聽我們的勸，有時候哄他他會聽，但是多半他是我行我素，我們不理他又不行（要不然就是一種老人虐待）。「現在只是時間的早晚而已，」小弟說：「看他什麼時候痛得受不了了，再叫救護車。」

要爸自動去醫院已經是不可能的事，替他先掛號也不行，屆時他會說：「我又沒有叫你去掛號。」若是得到他的首肯掛了號，還要在前一天先告訴他，到時再看他的心情如何？如果這一天都風平浪靜，他也願意去看醫生，接下來就得看他的如廁與準備速度，催他說時間到了，多次之後他也會不耐煩，然後就很「魯」，硬是推翻之前的約定，不願意出門。因此最常見的情況就是醫生看診時間快過了，我們才匆匆趕到門診室，有時候那位徐醫師會等，有時候他有刀要開或者巡病房就沒有辦法，徐醫師常常對爸說：「為什麼不早點來呢？」爸有時候竟然會睜眼說瞎話：「計程車很難叫。」讓佇立在一邊的我們啞口無言，但是我們為什麼覺得醫生好像在指責我們？前一次是叫了救護車，兩位開救護車的，小弟，加上一位中年的鄰居，四個大漢才將父親抬上車。

「你叫珍如（老四）來，」爸說：「珍如不會這樣對我。」我與小弟面面相覷，心中感受真難形容。

父親對於母親的背叛與拋棄的傷害一直存在，甚至投射在我們這些女兒的身上，我們對於婚姻的懼怕其來有自。父親獨力撫養我們，這份恩情我們也都謹記在心。小弟當初是因為班級導師的污衊，讓他自尊受損，加上母親長年不在身邊呵護，他其實過得很辛苦，後來選擇離家也是當時他認為最好的選擇。精神分析取向的論點將童年經驗視為人格發展的重要關鍵（決定論），我不是同意，因為這樣似乎就看輕了人的潛能，但是從阿爸「憎恨女性」的角度來看，精神分析似乎也說到了重點！我們六位子女也都受到阿爸以前庭訓及教育的影響，了解到知恩圖報，也希望可以讓父親的生命減少遺憾，只是孝順是個人的功課，願意表現或是回饋多少，也是因人而異。小弟犧牲了自己的青春與事業，毅然決然回鄉照顧老爸，後來女友病故，他都來不及為自己悲傷，真是太苦了！有一陣子，小弟也覺得不公平，為什麼是他困在花蓮？不像其他手足可以發揮自己的能力，實現自我？我知道自己虧欠小弟，因為在孝順的實際行動上，我落後太多，小弟當然也不平的是：同樣都是家裡的兒子，為什麼享盡寵渥的大弟只是偶而回來「拜訪」一下，而他卻要守在父親身邊盡孝道？我告訴他：「我花了二十幾年才明白『孝順是給自己交代』。」我相信他可以慢慢了解，這樣也許不公平的憤怒情緒會減緩許多。

第三章　恩怨情仇

關係是決定一個人心理健康的重要因素，但是親密關係家人關係又是最難處理的部分，因為我們都對彼此有期待，使其更複雜。我與母親的關係很矛盾，因為我承自父祖對我的教育，一向認為正義公理很重要，也絕不做違法或是傷害人的事。小時候就常常因為不順母親的意，又會表示自己意見，因此很不得寵，雖然母親也以我們的學業引以為豪，但是我卻認為重要的不是這些，因此，日常生活中我的確是缺乏母親的疼惜與呵護，甚至懷疑過自己是不是母親親生的？也許母親在她那個年代，不能去追求自己想要的，生活又被傳統文化與孩子所綑綁，像是困在牢籠裡的自由靈魂，總是有許多不甘心與怨懟，而我又不是她期待下順服的孩子，因此她選擇那樣的方式對待我。

雖然手足們都認為爸爸比較愛我，因為我是長女，也沒有讓他特別擔心過，可是我最近覺得爸並不愛我，他其實是一個很自私的人。我們二度接納母親，願意重修母子情，爸爸自二嬸那裡知道後，有一回還特別打電話給我：「你們都不要我了，你們都向著妳媽。」我聽得出爸爸害怕我們背叛他的憂慮，但是父母親生我們，我們心又該向著誰？我在阿爸的哽咽中回道：「爸，沒有你，不會有我們。」父親才稍稍寬心一些，只是自此以後，阿爸常常會拿這個來說嘴，或是指控我們。其實在父母親爭戰中被夾殺求生存的我們最討厭自己，兩邊的親情都不能割捨，只是我們也做不到討好兩方，讓他們都滿意。

母親背叛我們多次。第一次是我唸小六時，她留書離家出走，後來跳水企圖自殺鬧成地方新聞，也讓在公務機構服務的老爸成為同事笑柄；第二次是我上國中，她去台北幾個月才回來，有一天我回家時才發現她回來了，坐在縫紉機前，因為太突然了，少了熟悉感，我沒有喊她「媽」，經過她時聽到她鄙夷地自鼻腔「哼」了一聲，我自此沒有叫她「媽」。有一天早上，我要裝便當去上學，她卻在餐桌前對著我喊：「弟弟妹妹快來吃飯，要不然給人吃了！」我聽了馬上放下便當，離開去上學，從這一天開始我就帶著白飯去學校。好死不死，我們的導師竟然開始要每天輪流與一位同學共用午餐，知道下一餐輪到我時，我連忙跑去廁所躲了幾十分鐘，等到確定大家都吃飽了，才戰戰兢兢回教室，就這樣逃過了「一劫」。爸有時候會從辦公室繞過來看我，就給我一些零用錢，他也不知道我一直帶白飯上學，我於是將那些零用金省起來，有時候用來買書。

我們家家境清寒，連額外的許多費用都無法負擔。我小學時曾經應老師要求買自修，後來一直到高中畢業，我幾乎是沒有自修或參考書的，因為那些費用太貴，不是我們家可以負擔得起。我國一之前數學不錯，但是國二遇到一位女老師，每堂上課必先小考，有一回她在黑板上出了一個關於工時的問題，字跡潦草，當時我舉手問道：「老師，是『工』人還是『二』人？」沒想到老師就回道：「妳是豬啊？工人、二人分不清！」我從那一刻起就（選擇）變成豬了，不再對數學有興趣，也放棄去讀它，有也只是虛應一應故事，求考試過關了事。父親對於我的數學本來信心滿滿，因為他的傳承之故，他也不清楚我為什麼突然之間不再青睞數學了？父親的數學從小學到高中都是頂尖的。我高中時有一位林老師對我不願意放棄，常常問我一些無厘頭的問題，像是：「今天上什麼啊？」我每次都考不及格，但是第一學期成績卻是七十六分！我很誠實地拿成績去問老師，老師說：「分數是對的。」我還是不相信，認為老師算錯了！「妳記不記得有一次我問妳數學作業的事？」我點頭，那一次老師找我去辦公室問我：「別的同學數學作業都填得滿滿的，妳的作業總是有空白，告訴我為什麼？」我告訴老師我要交數學作業前都會去書店翻解答，如果解題看得懂，我回去就會寫，如果看不懂，我背下來也沒用。老師沒有指責我的意思，他說這樣他就知道我哪些地方會，哪些地方不會？還誇獎我很誠實。後來果然數學裡有一個機率的問題，我超神準，老師後來還告訴我他會禱告，讓這一年大學聯考多一點機率題，果然我做對了幾題，不至於以零分收場。

我跟父親相處時間較長，理應較為親密，事實上也是如此。只有我聽過父親擔心自己被孩子遺棄，所以向我哭訴，當時是父親得知我們一直都跟母親有連絡，擔心我們心向著母親，忘掉我們以前的辛苦歲月，他在電話中哽咽，我當時雖然做了回應，讓父親稍稍釋懷。但是我後來還是背叛了父親，帶著媽去恢復原籍，因為父親去登記母親失蹤，只要七年時限一到就可以申請離婚，但因為十多年來父親都沒有進一步的動作，所以我替母親恢復身分，父親不久就發現，我也坦承，而父親卻一直記掛在心。我們被母親背叛過不下兩次，另一次是我上高三那一年距離聯考只剩幾天。父母在房間爭吵，我在隔壁念書，當爭吵越烈，我就口誦孟子盡心篇的「天將降大任於斯人也」，後來情況越發不可收拾，因為母親提出以房子抵押賭債，父親不從，母親就開始毆打父親，我於是衝出去大叫：「爸，不要把地契給她！」母親飛奔下床，先是丟高跟鞋，然後是棒球棒，後來還抓了廚房的菜刀追過來，我不知道是哪來的勇氣，在天井跑一段路之後放棄繼續奔跑，轉身面對已經失去理智的母親，接著我看到的是跪在地上的五個弟妹，他們求母親不要殺我，爸也趕到，母親突然跌坐在地上，菜刀摔落在身邊。那天晚上爸叫我睡覺要把門上鎖，隔天清晨我們醒來，母親已不知去向，我們就開始與父祖共同生活的日子。

母親的第三次背叛是在我要二度出國進修的時候，當時兩位從事教職的妹妹在付房貸，母親之前已經以房子抵押貸款過，現在又要做二胎房貸，這樣積欠的房貸就衝破五百萬，我們不同意。她先是叫流氓去台中找房契在其名下的大弟，要以武力逼迫大弟就範，大弟因為外出逃過一劫，母親後來就夥同代書偽造地契，卻被我們發現，我們在痛心之餘，決定狀告法院。當時因為沒錢請律師寫狀子，就由二妹親自動筆，洋洋灑灑寫了四萬多字，將我們被母親遺棄後的生活一五一十寫下；後來在法庭上，女法官還對母親說：「妳看看妳什麼都沒做，孩子們靠自己這樣撐過來，而且都這麼好，妳不丟臉嗎？」母親後來還在法庭上哭說，因為向地下錢莊借錢，不還會被打斷手腳。兩位妹妹還信以為真，將自己平日積蓄，加上標會所得，全數一百萬交給母親，母親自此音訊全無！讓大妹與二妹扛著近五百萬的房貸，開始過著沒有私人空間，只有賺錢還債，暗無天日的生活！也就是因為壓力，二妹後來兩頰出現不明腫瘤，也在開刀之後預後情況不佳的情況下，曾經有過輕生念頭。

在房貸風波中，還有一段插曲。就是大弟竟然想趁一團混亂中，將這棟房子偷偷賣掉，完全不顧及住在裡面的兩位妹妹，是大妹與二妹哭著懇求他多時，他才良心發現，決定一起提告。我當時人在國外求學，根本幫不上忙。當時我除了覺得自己無能之外，對於人性極度感到絕望。

早上八點多起來，看見父親剛從廁所出來，昨天晚上小弟與父親爭議無效之後，父親還是在廁所坐著睡了一晚，正好趁他還醒著的時候給他一顆藥，以及電鍋裡的食物，要他將早上的藥先吃了。父親現在是糖尿病，加上腎臟功能不佳，又有失智現象，因此第一顆藥是降血糖，接著就要立刻給食物，然後才吃藥，要不然可能會血糖急速降低，危及生命！要替他點白內障的藥時，發現他臉上油油的，於是拿了兩張濕紙巾給他，要他自己清洗一下臉部，父親將紙張做兩次對折，然後仔細擦拭，一面換過又一面，紙上有黃色的痕跡，我提醒他耳朵也要清，手上那張紙已經髒了，他看看手上的紙，自言自語道：「我就是這樣一面一面擦，很乾淨。」然後他就問我有沒有空，他想去萬里拜訪很久沒有聯絡的大姨丈：「他跟他老婆是很正（直）的人，連自己親弟弟賭博，他去找，也不會替自己人辯護，還勸妳舅舅。」然後他就提聽說萬里那裡的豬腳很好吃，趁小弟現在有空，我們應該去一趟，說著說著又提到：「不知道人還在不在？」父親跟母親那邊的親戚已經有數十年沒有聯絡了，我以為父親只是回憶以前的故事，但是他後來說小妹結婚的時候大阿姨還來參加，我說那是十多年前的事了，父親接著開始數落母親的不是，提到自己與母親的年齡差距，我於是問他：「你現在八十，她差你十一歲，是幾歲？」父親沒有回答這個問題，即便我問了兩次，還是沒有回答。

以前自己生病或是稍感不適，父親會用自己的額頭抵住我的額頭，探看熱度是不是正常？一直到我大學畢業回鄉任教，常常因為偏頭痛有噁心嘔吐的症狀，父親還是會有用額頭測熱度的動作，然後發現我還想要吐，就會用力捏我的肩頭穴道，痛得我哇哇大叫，頭痛症狀會減輕一些。我因為身為長女，跟在父親身邊的時間比較長，從大學畢業後一年多，都還待在父親身邊，我大四那年三月，父親被迫退休，那一年他五十八歲，完全沒有預期突然的變動，而我應該是家裡第一個接手維持生計的孩子，卻還差幾個月才畢業，父親當時也很慌張，還四處去應徵可能的工作，但是公務員退休基本上是沒有其他專長的。一直到我七月畢業，八月開始上班教書，父親有一次跟我提說要去當廟公，可以領幾千元的月薪，只是寺廟距離家裡頗遠，騎腳踏車一趟耗時甚久，可能需要住在那裡幾天。當時小妹還在唸高二，小弟高一，大妹二妹在唸大學，而大弟的補習費，生活費還要伸手向父親拿，我一個月兩萬出頭的薪水全數交給父親，還是入不敷出吧。我記得當時若是伸手向父親要些錢買書，他會用許多理由勸阻，甚至對我發脾氣，幸好我早年養成的投稿、寫書評習慣，讓我可以每個月有一些固定收入，甚至還參加一些比賽，偶而還可以與小妹逛逛市場，添些衣物，對於父親的「吝嗇」也不會在意了。

倘若如蘇珊・米勒（《我的父親》的作者）的說法，父親的失智早就隱藏在其早年的習慣或性格之中，包括固執、動作緩慢、懶惰，甚至刻板化的行動，也許會比較容易接受父親生病的事實，只是我們也會有許多悔恨，因為沒有提早發現。如果祖父也有失智，我們應該預測父親可能也會有這樣的情況，只是祖父是因為八十多歲開刀，麻醉藥使用過量，後來行為丕變，醫生也坦承疏失，而這些傷害是不能挽回的。父親的情況與祖父不同，他在我們孩子陸續離家求學就業之後，一個人待在老家，一直到六十七歲發生車禍，小弟辭職回家照護之前，父親都是自己獨自生活，是我們忽略他的需求。也許如果可以一家人一起住，彼此互相作伴，生活熱鬧一些，父親也不會提早讓疾病侵蝕。近幾個月我會聽到父親向外人說希望孩子都在身邊的話，儘管對方會同理父親的立場，但是也會告訴父親孩子終究是要離開家，努力拼鬥自己的人生，父親還是念念不忘。父親退休之後的每年過年，他都是到台北來住一段時間，他說他一個人動總是比較方便，畢竟孩子大多在北部，也從來沒有要求我們要回花蓮看他或聚會。前些年得知我們與母親有聯絡，他還曾經擔心我們背叛他，棄他不顧。以前我很少去看父親也會軟弱、害怕的事實，而父親在我面前好像也常常「出槌」，包括我小三時爸就承認自己已經無法協助我的新數學，要我以後有問題都去向老師請教，也因為如此，我也會常常問老師問題，這也成為我的一種求知方式。

失智是慢慢喪失認知自我的一種疾病，可能要經過五年至二十年才會發病。我們的「自我」是由認知的部分組成的，如果這個部分慢慢失去，整個人就不像原來的自己，病患本身會慌亂失據，而旁邊的親人與熟識的人何嘗不是？先前有位老友因為癌症復發，有一段時間陷入嚴重憂鬱，我們都學心理治療，卻苦無方法可以協助，看著朋友去參加一些活動、宗教儀式，甚至是要被迫吃一些奇奇怪怪的東西，心情困惑與迷亂不下於生病的人本身，後來看了一本關於對愛滋病患的敘事研究，才了解到：**原來每個人活著冥冥中是以「未來」的時間架構來生活的，一旦未來不可期，生命的整個步調就亂了分寸！**我也想起以前在美國時曾邀請一位二十一歲、已被診斷有愛滋病的年輕人來跟我們座談，他是與女友發生關係之後感染，只是自此之後他就被冠上同志污名，後來他投身公益，教育青少年安全的性教育，只是談到自己的未來他說了一句話：「我連分期付款的車都不敢買！」擔心自己無法償還貸款！在了解朋友的根本關切之後，我才知道該如何去面對她，才懂得如何自處。

*

我要父親先去躺著，好點眼藥，但是他說：「這樣（坐著）點就好。」我堅持不好點，說：「你一天沒有睡覺，現在去床上睡，腳就不會這麼腫，你去躺著睡，我比較好點。你不是教我們要合作嗎？你自己都不跟我合作！」堅持了一陣子之後，父親不說話了，他終於答應去床上睡，我看著他緩緩行動，手上拿了四條毛巾，還有他脫下的長睡褲，拄著兩根拐杖，慢慢起身，我跟在旁邊，仔細看著他動作。小弟跟我的堅持是：他能動能做的，都讓他自己完成，而家居照護的李小姐也說，儘量讓父親可以熟悉一些日常生活的動作，讓他不至於退化太快。父親這一陣子的體力好多了，幾天前住院是因為他自己摳腳部，有了傷口，小弟擔心他免疫力差、以前的蜂窩性組織炎復發，但是父親堅持不上醫院，小弟只好每天用藥水替他消毒，一直到一週之前情況嚴重，腳腫得可怕，父親也疼痛不已，但仍堅持不上醫院，小弟在情急之下叫了救護車，硬是與兩位醫護人員及一位鄰居將父親自床上扛到救護車上，急診室醫生說再遲就來不及了！出院後的父親一切依然故我，他不會去檢討自己為何入院？甚至急著要出院鬧脾氣。在醫院裡，父親反而比較「乖順」，他會聽從醫師或護士的勸告，當然向他們抱怨自己子女不孝也是重點之一，碰到較清楚父親狀況的護理人員，我們就會要求他們儘量讓父親自己動手、或是下床，要不然一回到家，父親堅持依然要享受「茶來伸手，飯來張口」這樣的「尊榮生活」，我們是無法提供的，當然也是為了免於讓他退化太迅速之故。後來我發現我們要逼迫父親動，主要是因為我們擔心他不動，而「不動」就是死亡啊，我們對於失去與死亡的恐懼表露無遺。

每回要去醫院，或是住院之後鬧著要回家，甚至是要出院，都要與父親經過一番痛苦的搏鬥與掙扎。最近一年父親住院的時距越來越短，情況都是讓人束手無策，只有小弟一人照護，真是太沉重的負擔！我們幾個手足於是開始每週輪班回家的動作，至少可以讓小弟不要感覺孤單、壓力過重，也可以有個說話對象，雖然我們可以做的真的不多。這樣彷彿是回到從前母親出走後的情況，一家人必須過日子，所以就慢慢發展成每個人都有自己要負責的部分，變動或是失落經驗，也讓我們有機會重新做一家人——一起合作，對抗外來壓力。

日前與一位為退休與否煩惱的同事提到父親的情況，她說：「人何必凡事都記得這麼清楚呢？也許可以遺忘也是一種幸福呢。」希望有一天我也可以學會這樣的智慧。

心理學上提到我們終生都在為建立自我而努力，想知道自己是誰？想要成就怎樣的自己？沒想到失智症就是漸漸喪失自我，而死亡則是要整個放棄辛苦建立的自我，有時候想想：何必太在意呢？父親的執著就是失智病徵之一，加上他以前的生活習慣就是如此，讓我們不疑有他，後來是意識到情況嚴重，小弟才會想到帶他去醫院檢測。儘管父親以前儘量壓抑了對於母親的背叛傷痛，但是時日一久，也可能隨著他生病，這些舊的傷痛就復發或捲土重來，這些也都需要去處理的。有位好友提醒我：如何讓雙親可以有機會完成「未竟事務」？當然也包含他們對於彼此關係的悔恨表達與結束，我還不敢提。

第四章　手足情深

儘管我們六位手足，常常會因為立場或是看法不同有一些爭執，但是打架還是很少發生。母親離家後我們對於彼此更珍惜，但是除了分工合作做家事、忙課業之外，其實也不太懂得要如何安慰對方受傷的心靈。「窮」讓我們學會惜物，不重視金錢的社會價值，但是「窮」也曾讓我們飽受屈辱，甚至冒失去生命的危險。小時候總覺得手足太多，無法獲得雙親的注意與愛，長大之後，很感謝父母親生我們，這樣就可以分攤許多的憂苦，也可以找對象諮詢。

有一次暑假，唸高中的二妹感冒生病，卻久久沒去看醫生，我後來自大學放假回家，發現情況不對，詢及父親為何沒有帶二妹就醫？父親還說計程車很難叫，我當下就騎了機車載二妹去醫院急診室。當時是實習醫師值班，我擔心會變成肺炎，他老兄還老神在在，在翻閱醫學百科全書，當下我氣得快瘋了！二妹情況穩定之後回家，我罵父親為甚麼要耽擱二妹的病情：「計程車只有這一家嗎？為甚麼不叫別家的？看病比較重要吧？」父親的拖沓，難下決定，也讓我常常要替他做決定。小二時我就叫父親跟媽媽離婚，因為在雙親之間的持續爭吵中被夾殺是非常痛苦的經驗，當時媽當然是氣壞了！後來父親卻說我脾氣壞，太衝動。以前我會討厭自己的「壞脾氣」，對我來說這就是來自於「不良母親」的一個遺傳，但是後來我可以接受它是我的一部分，至少可以讓我堅持原則、保持尊嚴，對於不對的事情我會堅持不去做，應該要做的則是盡力完成，這個「壞脾氣」可以替我抵擋誘惑與不正當。

其實阿爸也曾經因為沒有錢，放棄過讓小妹繼續就醫的機會。當時小妹才小三，卻因為腎病所苦，住院了一段時間，情況還不見好轉，後來因為醫藥費實在太貴，父親怕被醫生罵，就偷偷揹了妹妹出院，當時他還很愧疚地對小妹說：「是爸爸無能，沒有錢讓妳住院。」小妹在家療養，我們都很擔心，可是卻又不知道如何安慰她的病痛，偶而她發燒，我們擔心她腦子燒壞了，還會開玩笑地問她說：「一加一等於多少？」問久了她也不耐煩，就會說其他的答案，讓不知情的我們以為快要失去她了！那個時候，我們第一次看到大紅蘋果，當時一個蘋果可能要價上百元，不是我們這個窮苦家庭可以負擔的，也許當時父親覺得小妹的病已經藥石罔效，所以狠下心來買了一個要給小妹，但是小妹卻因為沒有胃口，不想吃，結果是我們這些手足「得利」。阿爸將蘋果切成幾份，分給我們，那個美麗滋味，久久令人難忘！這也是當時悲傷氣氛中的一個插曲吧。後來媽就聽信坊間的一個藥方，讓小妹服用，那時是把死馬當活馬醫的心情，沒想到上天可憐我們，真的讓小妹自鬼門關前走回來。

*

在父親還未被診斷為失智之前，我們都以為是他早年延續下來的懶惰壞習慣更嚴重了，為了讓他可以更有活動力，我們就相約好儘量不幫他做一些他能力能及的事。有一回他因為脊椎疼痛住院（因為他連續幾天都坐在客廳睡），可能也是因為之前的摔傷他不願意去治療，所以最後痛到不行，才讓小弟為他掛號就診。在醫院療養幾天之後，情況漸漸好轉，可是爸也會「仗恃」著自己生病住院的事實，要求我們替他做許多事。其實不是我們不願意幫他，而是養成這樣事事替他代勞的習慣之後，最後受苦的會是小弟，因為回到家後，小弟就必須承接這些後果，要事必躬親替他完成，反而讓爸的依賴性更大，甚至讓小弟不得自由！有一次在醫院裡，父親就是不願意下床解大便，護士小姐勸他說其實他是可以下床活動的，這樣對於脊椎的復元也較有效，但是父親在解不出來之後，還要求我替他擦屁股，我當時沒有立即動手，他就大罵：「妳這樣對我？」我看著他面目猙獰，一時之間幾乎不敢相信眼前這個人是我生身父親！他這樣指責，讓我原本想要替他擦拭的念頭竟消失了！後來護士小姐檢查他的便壺與臀部：「你沒有解（大便）嘛！」父親要求護士小姐替他擦拭，小姐說：「沒有解出來，我看過了沒有髒。」但是我想父親對我的不諒解仍然存在，我也覺得自己不能為父親做一些事，在道德層面上是不對的。他常對二妹珍如說：「妳對我最好，最孝順。」珍如的想法跟我們有些不同，她會替爸做，因為她認為他來日無多。也許我們要爸自己動手的一個重要因素是：**我們認為「不動就是死亡」**，**而我們是懼怕死亡的**，如果父親可以讓我們看到他動，就表示他還跟我們一起，他還活著。我不知道其他手足是不是有這樣的解讀，至少對我來說是如此。

今天看到英文中國郵報上面的一則醫學研究，指出大概只有百分之十四左右的老年人到死時腦部沒有病變，絕大部分的老人家在死後解剖時，都發現腦部的疾病，只是不一定會在外觀或行為上看見而已。我看了也鬆了一口氣。我記得若干年前與友人聚會，提到自己外婆與祖父都有老年癡呆，自己應該是「百分百」會遺傳到，當時一位朋友說：「哎呀，可以活那麼久就不錯了，還管不管癡呆。」當初父親以「老化」為藉口說明自己身體的衰弱，也許就是事實吧，只是我們難以接受。以前父親有一陣子會寄給我們一些他在醫院蒐集的健康資訊，當時每則資訊上他還會用紅筆標示出重點，也常常提醒我「不好（要）過胖」，這是父親關懷我們的方式，其實父親的健康意識是很清楚的，只是在行動上卻不一定跟進，特別是他在車禍受傷之後，突然之間許多的健康習慣或是以前的認知都不見了，只是我們沒有意識到他可能是生病了。

也許是因為老大的關係，也許是因為得自父親的遺傳，我對於健康方面的消息也很注重，甚至匯集成冊做參考，可能也因為自己在學校教授「心理衛生」，會將相關的消息做最新近的了解。只是我也知道「認知」與「行動」之間的落差應該要予以縮短，偶而因為工作忙或是體力不濟，我就會疏懶一下，但是父親的前車之鑑也提醒我不可以這樣。

父親其實是一個運動人才，以前他也是文武全才，功課好、數學能力強，有很好的嗓音之外，也會柔道與許多球類運動，我們的運動細胞與父親有絕對相關。小時候父親也常常帶我們打排球，那些記憶應該是在母親離家之前。後來我們都自動歸位，分攤家務，為生活忙碌，甚至掩飾自己的傷痛，學會了堅強。也因為每個人都忙著生存，也忘了去關照彼此。我記得小弟四年級時，有一天傍晚回到家，我發現他神情不對，於是問道：「怎麼了？」他馬上紅了眼眶，哭著道：「跌倒有什麼好笑？他們沒有跌倒過嗎？」原來是鄰居孩子在嘲笑他不小心滑倒，原本是附近「孩子王」的小弟，因為母親的離家出走，背負了許多的「道德指責」，包括了我們都是「沒娘的孩子」的污名，區區一個跌倒動作在平常應該只是個小失誤，不會引發大情緒，但是在受盡鄰居欺凌的小小心靈上，卻成了自尊喪盡的大錯誤！我雖然可以理解小弟為什麼會哭，可是我當時卻沒有安慰，我也不會做這樣的動作，現在回想起來還是很心疼！

小弟是個心腸很軟的孩子，我們相差七歲，也就是他出生的時候我念小學一年級。那時候我每天一回到家，就必須接替媽媽，將小弟揹在背上，我們這樣的「連體嬰」情感連續了好幾年，也因為如此，他只要有食物，就會往前面遞給我，而我有好吃的東西也會自然往肩後傳給他，我們的「革命情感」也造就了後來的親密，至少在小弟的眼裡只有我是「大姐」，其他手足他都直呼其名，這也是其他弟妹偶而會跟我抱怨的地方。其實我覺得與小弟的關係比較像是「母子」，而且我與他相處的時間比他跟母親的還要長。小弟四年級的時候有一天晚上，我們手足依例在飯廳桌上寫功課，因為四個女生剛剪完頭髮，卻常常受到半長不短的瀏海干擾，我們邊抱怨，邊用一隻手托著會隨時掉下的頭髮，過了八點，他突然跟我說：「姐，我出去一下。」我看看時間，還有點不高興，但是轉念一想，他也很可憐，功課寫完也不能出去玩，於是我就問明他要去巷口的雜貨店買糖果，應該很快就可以回來，所以叫他快去快回。他回來之後，在每一位姐姐旁邊擺了三支髮夾，我們當時都有說不出的感動，除了「謝謝」也不知道該表示什麼。小弟回鄉照顧父親，我們很放心，但也覺得虧欠。得知父親發生車禍的消息當兒，我腦袋一片空白，也不知道該怎麼行動，翌日就聽見小弟自花蓮打電話來，叫我們放心，他是當下知道消息就趕回花蓮的，後來甚至結束電腦公司，全職照顧父親，一晃眼就是十來年。

我們是欠小弟的，他其實沒有必要拋掉自己的事業與生活，返鄉去照顧老父，我們這麼多年來竟然也將他的照顧工作視為理所當然，後來是想到他的工作不固定，收入也有限，才會想到匯錢給他，也是表達感謝他對父親的協助之意。但是他是一個青壯男子，未來還有很長的人生路要走，我們怎麼忍心讓他在家鄉終老一生，沒有自己的發展？工作上的不順利，加上女友突然因病過世，這些事情小弟都不會跟我說，有一回我花蓮，小弟來載我時不知談到什麼話題時他才提的，他說那時候真的很想就在高樓上往下跳，只是想到阿爸一個人、需要照顧，這個念頭才狠狠被打消。長期的照顧工作不是一般人可以承受，但是小弟竟然這樣服伺了父親多年，卻很少聽他抱怨，頂多只是尋求我們的協助。這一回要請外傭來協助，我就先告知其他妹妹，請他們負責分攤外傭費用，而我則是如常按月匯款，小弟說我尚有房貸未付清，叫我省著點花。我很慶幸自己從來不需要為錢的事煩惱，雖然我從未富有或是奢華過，但是這就是我要的生活。

即便是同一父母所生，每個孩子都不一樣。儘管我們都經歷過窮苦的年代，但並不是每一個人都把金錢看得分外重要，這就是每個人對於生命目標不同，因此解讀也不一樣。「手足關係」是一個人最早的「同儕關係」，也是社會關係的基礎，我們從與手足的互動中學會與人相處。然而我們也可以從小時候的一些行為表現看到一個人未來的個性（所謂「觀微知著」）。

大弟的自我中心，是後來才出現的，他之前還是一個會體貼的人，只是後來的許多經歷，加上家人的寵溺，讓他的發展偏離我們的家訓。大妹是典型的「中間小孩」，因此她有許多的創意與自由；二妹的順服，內斂與認命，也曾經讓她經歷了一段生死攸關的病痛時期，幸好小妹發現得早，我們姐妹才有機會按時聚會，協助她走過難關。小妹心思很細，也有多元才能，但是因為害怕失去，所以許多事都兢兢業業，不敢放手；小弟從小的體貼與掛慮，到現在依然如此！

第五章　男性的悲哀

我們在「技術層面」上是父祖養大的孩子，當時雖然跟其他人不一樣，但是也沒有太多的意見，後來是因為鄰居的差別對待，才讓我們知道被標籤為「沒娘的孩子」是多麼可悲的一件事。父親其實是個溫柔的男人，以前媽還在家的時候，他都是以退讓、求和的方式對待母親，只是後來母親的嗜賭毀掉了一切，也改變了父親。儘管父親是個「不典型」的男性，但是他還是接收了當時社會文化的一些父權影響——認為長子最重要——因此不免會對大弟溺愛有加，有時候我甚至覺得他只對大弟一人好。但是當孩子成長之後，我看見我們家的男人，多多少少都還是有傳統男性的影子，只是也許不像當年老爸那樣辛苦。

屋後的老伯一大早就起來敲敲打打，縱使滿頭的白髮，身子卻很硬朗。每回回花蓮老家，就有機會看到他活動，他的年紀與父親相當，只是對照之下不免會有欷歔。前一年，老伯的妻子過世，父親在我回家時還跟我提過，也會細數他們家與我們家的互動歷史。老伯一家是原住民，妻子是日本人，他們的孩子與我們這一家算是熟識，小時候還玩在一起。與他們家的因緣應該直溯到祖母那一代，雖然當時民風純樸，對於原住民家族並不是很了解，但是因為是前後鄰居，大家可以互通有無；我記得以前只要他們的大慶典，就會在廚房後窗遞給我們一些很美味的自製蕃薯，而祖母也會在端午節或其他節日回送一些粽子與禮品。祖母過世的時候，那家的祖母哭得很傷心，後來兩家好像就這麼疏離了，這似乎也印證了女性的確是一個家庭裡對外聯絡人脈的「大使」角色。後來我們家的土地因為延宕太久的「都市計畫」，沒有善加利用，後面那一家也開始將他們的水田拓展，甚至侵犯我們的土地，父親跟對方說過幾次，老伯不理會，也因此父親也不願意與他們有互動。

父親從小就不喜歡勞動，以前的勞務是因為身為農家子弟之故，必需分攤，雖然他的體格很好，也會多項運動，在車禍之前他也喜歡爬山，走路，找朋友，但是事故發生之後，他就以自己受傷的腳為藉口，不願意活動。每年農曆春節之前，小弟就會載父親到淡水過年，然後父親就會在那裡待到四月清明節之前，再由小弟驅車載回花蓮參與掃墓。但是去年父親第一次沒有到台北來過年，前年那一次他是春節當天才趕到，也來不及吃團圓飯，我們心裡不舒服了好久。每一年的春節聚會，其實也看出一些徵象，只是我們都不願意去承認；父親上一次來台北，也因為常常坐在客廳看電視，只有上廁所會移動，後來還會抱怨，他的腳部也因此浮腫，所以大妹與二妹就用氣功替他舒緩情況，讓血液流動可以順暢一些，效果很好，但是父親卻哀哀叫說痛，二妹就懂得用小捏的方式進行，而大妹初學不久，也許功夫還不到家，使用的力道大了一些，有一回父親還痛得起身要打大妹！而那一年，也是我印象中父親腳部最「正常」的一次。我後來翻到阿爸的藥單，發現他在九十一年就被診斷出有糖尿病，但是卻沒有積極治療或遵照醫師囑咐，所以儘管吃了降血糖的藥，卻沒有配合生活習慣與飲食的改善，情況才會越來越嚴重。

我以前把父親當做一位堅強的男人，連老婆跑了，遭受鄰人的恥笑，他都可以忍受，但是曾幾何時我卻發現父親是不太能忍受疼痛的，只要稍稍碰到，就會大叫或發火，可是同時他又很矛盾，非得受到病痛折磨到受不了了，才願意去就醫。後來我慢慢了解，父親不願意動，其實與他的心態有關。以前還有子女在身邊，他被逼得只好去善盡自己的責任，所謂「打落牙齒合血吞」，他必須要爭氣，做孩子的支持，要不然我們這一家子怎麼辦？只是後來父親的「墮落」也讓我很難過與生氣，我看到他前後不一致，卻沒有去思考他可能的心理創傷。

父親的創傷還包括母親的出走，最後拋棄我們，因此他將怒氣發洩在我們身上。如果要追溯最早的發現跡象，應該是母狗凱莉被送走的那一次。之前是因為隔壁叔公

（阿公的弟弟）認為我們家凱莉常常在他們家的廣場大便，但是我們知道凱莉的便溺習慣很好，都會跑去自家菜園「解決」，可是叔公就是不相信，我們只好在上學期間與入睡之前將凱莉綁在廁所（後來我們才想到：叔公家也養狗，附近鄰居有幾戶都養狗，他憑什麼斷定是我們家狗狗的便便？）。可是有一天清晨，我們都聽到凱莉的哀號，原來叔公一大早去掃地，又發現廣場有狗便便，於是他認定是凱莉的傑作，只是我們已經綁凱莉幾天了，說什麼也不可能發生！大妹先是開窗戶想知道怎麼一回事？卻被叔公自窗外捅過來的掃把柄差點戳到眼睛，她於是趕快出去一探究竟，後來幾個孩子衝出門，卻看到大妹已經被叔公一百多公斤的笨重身體壓在底下，脖子上還架著剛才他用來捅人的掃把，阿爸跑出來拉人，我卻看見叔公的兒子與媳婦們正在門口抱臂「觀望」，要不是阿爸喊說要帶孩子去驗傷，他們也不會過來架人走開！凱莉因為已經懷孕要生產了，卻遭此橫禍，七個孩子胎死腹中，我們將狗狗們的死胎一一埋葬，也感受到世界的可怕與不公平。後來凱莉又生了八個娃娃，除了一隻小狗雄雄還陪在身邊之外，其餘都被領養。雄雄很幸運有母親陪在身邊三個月。有一天傍晚家門前突然來了一輛小貨車，說是要載走凱莉，我們衝出來了解情況，爸說是他叫一位獸醫來載的：「因為我們養不起兩隻狗，會把我吃垮！」可是我們根本沒有多花多餘的金錢養狗啊，凱莉與雄雄都是跟著我們吃，也沒有特別的花費，但是爸說：「母狗只會生！」我們哭著卻無力挽回，眼見凱莉就被帶到車上，凱莉似乎也很平靜，她沒有情緒化的表現，好像安於命運為她安排的一切。我後來常常想到這一幕，其實就是父親對於母親感受的一種投射，認為女人就是這樣（會生不養？），一直到後來我們都遭受父親的性別歧視與殘酷對待後，才了解父親其實因為母親受傷很重。

對父親來說，女人是「不貞節」的，所以他對小妹的倉促成家說是「有了（孩子）才結婚」，這對小妹的打擊很大，不只是因為父親不信任自己，也更增加了她「逃脫」原生家庭的動機。我們家的女性也曾經飽受自尊甚低的情況，認為自己事事不如人。後來我們都經由教育與能力的增加慢慢擺脫自視不如的困境，但是小妹卻是在婚姻中百般掙扎以後，才逐漸拿回自己的信心。我以為自己受到父親關愛最多，至少我雖不是男子，卻可以替代大弟成為我們家的第一個榮耀，這一點也讓父親感覺很有顏面；只是我也同時忽略了在我光環底下生活的弟妹，他們不像我可以這麼受寵渥，有自信。我記得我高三那一年畢業典禮，在台上的郭教官突然說要講一個故事，他說三年前學校收到一封母親告女兒不孝的信，當時校方與老師們商議之後，決定觀察以後再看看，結果這麼一觀察就是三年！他說：「我們幸好沒有在當時做出錯誤的決定，這三年來我們看這位同學的表現，的確不是那封信所說的那樣，而今天她就要畢業了……」我那時才警覺到自己好像是那個故事的主角，想起三年前有一天大弟回到家時突然問我：「姐，妳今天有沒有怎樣？」他哭著展示給我看腿部多處的紅色傷痕說：「今天老師把我叫到導師室，當著所有老師的面說我不孝順，然後把媽寫給他的信丟在我臉上，然後就用椅子腿打我！」原來當時母親不止寫了一封信去大弟學校，還寫了一封信到我學校，控訴我與爸爸聯手欺負母親，只是大弟與我的老師有不同的作法，也讓我們的命運大不同！我想如果當時我的老師也是不問青紅皂白就處罰我，相信我可能會自暴自棄，今天我也不會在這裡。老師們其實也因為我的成績與緘默個性，才對我有不同的處置吧，如果我的學業成績不佳，或是平日行為表現乖張，也許他們對待我的態度就不一樣了！這件事我沒有告訴阿爸，因為也不能做什麼處理，後來父親替我到校拿大學入學考成績單，當時教務主任還誇父親是「好爸爸」，父親雖然不知道原因，可是卻受寵若驚！

曾有好友問起我：「以前聽妳說妳爸爸，感覺妳爸爸好像很好，但是後來好像又不是那樣？」我回道：「人都有許多面向吧，以前怕你們知道我爸不好，就挑一些可以接受的講，現在大家都很熟了，也不需要刻意掩飾。」我也是成長之後慢慢接受自己的父親其實也是一個平凡人，就像我是一個平凡人一樣。我的女性意識可以說是父親教養下的成果，另外有一部分是我觀察父母親互動以及我們被對待的經驗裡反省衍生的，這些都是很好的禮物，讓我可以更清楚自己是誰，知道自己要過怎樣的人生？

傳統上將生理的「性別」與心理的性別不分，也以生理的性別來「定義」不同性別應該要「表現」的行為。心理學家榮格提到人都有陰陽兩性的特質，只是礙於社會與文化的期待，才有不同分工與對待。其實不只父親是受到當時文化傳統的影響，母親（女性）的地位更是如此！女性對於自己的婚姻沒有自主權（由父親決定），嫁入夫家之後又必須要遵照對方的一切規矩行動，這樣沒有自己與未來的生活，幾千年來的女性都默默承受！感謝許多女性的衝撞體制、犧牲自己，才讓我們這一代女性可以擁有不同的生活與自信。雖然我們的社會還是男性主導的霸權，但是男性同樣也受到許多的壓力，包括養家的責任，不能表現軟弱，而失敗的婚姻也歸咎在男性身上，因此台灣近十多年來由男主人領頭舉家自殺的新聞已經創世界紀錄，畢竟男性失業就是失去絕大部分的自信與自我，而在無法或不便求助的前提下，於是選擇了「同歸於盡」這條不歸路，想想真是悲慘！

第六章　大孝終生慕父母

記得有一回在外地唸書的大弟準備偷偷搭車返北，正好被我撞見，於是我問他為什麼不讓爸知道？他說：「姊，妳知道他又會來（車站）送行，那個場面我受不了！」的確，我北上唸書回來，總會事先告知，讓阿爸提早歡喜幾天，但是送行卻很令人傷感，因為阿爸會替我叫計程車，但是自己卻騎著鐵馬追著車後跑。我上車，他會買月臺票跟來，先是在車內重複已經告訴我很多遍的話，車子漸漸移動時，他才急忙下車，同時又隔著窗户，邊走著邊對我說話，只見他蠕動的嘴唇，卻聽不見隻字片語，當時就會有很難過的情緒。

知道爸是失智症之後，我第一次回家，正在廚房忙著煮中餐，爸當時在廚房旁邊的浴室上廁所，我於是邊煮菜，邊跟父親聊以前，希望可以刺激他的腦力，退化慢一點。父親就提到以前的同學與他之前的光榮事蹟，其實這些故事我們已經聽過許多遍，但是現在的情況不一樣。爸還記得不久前住院，前副總統連戰還來病床前探望過他，當時連主席是受醫院之邀來做一些敬老服務的活動。如果時間推到以前，我可能會表現出不耐煩，而且還會不客氣地告訴老爸：「這些你都說過了。」現在可以聽爸細數從前，對我來說是企圖捕捉一些與老爸的共同回憶，而且我也會針對這些內容做一些對話。作女兒的我是第一次這麼心甘情願聽父親說這些老掉牙的往事，而且還願意做一些回應，雖然為時已晚，至少對自己有交代吧。

父親還記得以前去高中母校替我拿大考成績單的事，當時我北上去考電信局特考，來不及回來拿成績，於是就請阿爸替我跑一趟。他說他一去學校教務處，報上自己是「邱珍琬的爸爸」，馬上就有人迎出來握他的手說「好爸爸好爸爸」，後來才知道對方就是教務主任。丁主任還詢問他家裡的情況，阿爸當時還覺得莫名奇妙，後來丁主任還拍胸脯打包票說：「你女兒一定上國立大學，要不是我這個主任就不做了！」老爸還擔心急急道：「不能這樣不能這樣！」阿爸後來說這是他「鼻子高起來」的一天。我後來聽到阿爸不下幾次提起這件陳年往事，很不耐煩，但是後來才明白這就是「大孝終生慕父母」的意思。連後來我在外地，會讓阿爸為我領稿費，他在郵局成了大紅人，還說有不少人要為他們的兒子作媒，問我的意見如何。其實我高中時代一直想念法律，擔任司法官，因為看見不公平的事件太多了，希望可以讓這個社會多一些正義公理，只是當時父親叫我打消唸台大的念頭，要我選填師大，他的理由是沒錢讓我上學，我痛哭了一晚，最後還是遵照父親的旨意行事。我們六個子女幾乎都是靠自己的能力念完大學，主要是無忝所生，希望可以為父親爭一口氣，也報答他的養育之恩。阿爸只參加過二妹的畢業典禮，連我博班畢業典禮，他也無法參加，因此我就邀二嬸與在美國定居的堂妹代表參加。

但是當阿爸在醫院裡面跟同房病友或是醫護人員提到孩子的成就時，我的感受卻很不一樣，因為想到這些風光事蹟與我們不能常侍在父親身邊，不是一種譏諷嗎？父母親不能靠著子女的風光成就過生活啊！而這些成就也不表示我們是孝順的子女，因為真正的孝道應該是讓老人家可以安適滿足地度過晚年啊！

那一年在台北，因為電視只有兩台，一台在客廳，另一台在二妹房間，父親會在正午之前起床，然後吃著早餐，預備要看正午的一個節目。之前他會耐心等候，然後在接近節目開播時間時，會說：「讓我快樂一下好不好？」我們當然會將電視讓給他，只是那種說法讓我感覺不舒服。父親看的節目是說話與歌唱節目，他喜歡聽人講笑話，聽一些自己嫻熟的旋律，這原本無可厚非，但是這個節目也有一些葷腥味，不是我們所喜歡，似乎也逼得我們必須去認清父親也是人，也有性慾的這個事實；父親甚至會熬夜看一些比較「清涼」的節目，因為家裡女生較多，就會覺得不適當，後來是因為翌日我們要上班，請阿爸合作早點關電視入睡，他才願意合作，只是這也成為他住在台北「不自由」的原因之一。

我不記得父親自己唱歌是什麼時候的事了，也許是在母親出走之前。父親那時候會在週日洗我們的衣服，他是將所有的衣物都放在大浴缸裡浸泡，然後將所有人支遣開，不要來妨礙他，接著我們就聽到嘩啦啦的水聲，還有父親高亢的歌聲，那時候的父親是很快樂的。父親唱的都是日本歌曲，他也很以自己的歌喉自豪，每每只要有同學會，他就會提到自己被眾人拱出來獻唱的情況。我對自己的歌喉本來沒有自信，是在高三那一年，音樂老師要我們唱指定曲與自選曲作為期末成績，我於是選了一個比較高難度的曲子，只要有空就會在洗澡時候練習，後來獻出成果時，的確也有「驚艷」的效果，真正願意唱一些歌，只有在大學時代的某些場域裡，現在則是用來抒發心情。小弟還特別為父親購置了卡拉ＯＫ，父親只要求小弟播放給他看，有時候還會緬懷歌裡的意境，但是這幾次回花蓮，父親也會因為聽得太入神，而不願意上床就寢，反而讓腳部浮腫情況更嚴重。有一回我讓他聽一些老歌，時近午夜，我就勸他去睡覺，但是他不願意，最後我只好把音樂切掉，阿爸很生氣：「讓我快樂一下不可以嗎？」我還是要他去睡覺，但是他同我槓上，絲毫不肯讓步，也在椅子上坐了一晚，讓我的罪惡感更重！有不少長輩就說：「他已經這麼老了，也沒有幾年了，他要做什麼就依他，為什麼要去阻止他？」可是我就是做不到！即便小弟偶而也會說

「算了，讓他去」，可是也只是短時間這樣，最後還是看不過去，設法干涉。我們這樣做就是不孝嗎？依順他就是孝順嗎？那麼，我寧可承擔不孝的後果。

我們的干預是擔心、害怕後果，我也知道尊重個人的自由很重要，只是兩者權其輕者，有時候就必須逼迫自己做出一些「可惡」的動作，我也不喜歡自己，因為換作我，我也可能會選擇自己決定，自己負責吧。

我們的文化傳統承自儒家，重視倫理與位階，而對於父母親的孝順通常只著重在「順」上，也容易讓子女覺得自己的生命似乎只是父母親未竟夢想的延續，這就是東西方集體與個體主義的區別。父親給我們這些子女許多的自由，大學選擇系所也幾乎可以自己決定，他的尊重讓我們可以發揮所長，貢獻社稷。然而骨子裡，我們還是社會文化的產物，而父親在這方面也還維持著「長子為尊」的想法，希望老時可以依靠長子，所以才對大弟百般忍讓。集體社會的特徵就是：個人與家族密不可分，個人的榮辱也關乎家族。我們不可能脫離生活的社會文化與環境，因此許多的價值觀也根深蒂固地存在著，所以當我們評論一個人時，也不能將他／她與所生存的環境脈絡分開。

第七章　手足情深

以前小時候，我們手足間常常因為食物分配或是分享父母親的愛而有爭執，當時對於自家有這麼多孩子覺得很不公平。後來，只要有人被欺負，六位手足就會聯手一致對外，才感受到一家人的重要。甚至有人曾經說：「你們是一家人嗎？怎麼長得不一樣？」我還會理直氣壯回道：「都長得一樣，還需要生六個嗎？」

以前我回花蓮，偶而會聽到父親說他住院時誰來看他，給他兩千元之類的話，有一年他的大媳婦寄給他二千元作為父親節禮物，這是前所未有的經驗，也是唯一的一次，父親就很得意，常常掛在嘴邊；我當時的反應是：你這個大兒子不知道用了你多少錢，現在少少兩千元就可以打發你？我們其他手足是按月方式寄錢奉養父親的，如果家中需要翻修或是有需要大筆金錢，也是大家共同協商出錢，他的大兒子完全沒有參與，這些我們都沒有跟父親說，因為認為不需要，但是父親那一陣子讓我有一些反感，好像之前手足爭寵的情況又出現，雖然我認知上以為「不值得」，但是心理上還是有一些怪異感受。後來一次父親掛號要去醫院前，看見我就問我：「妳有兩千元嗎？」我當時沒去領錢，身邊只有一千，就湊給他，父親以往還會禮貌性說一聲「謝謝」，這一回卻沒有，我於是問：「你好像忘了說什麼？」他只是看著我，沒說什麼。後來醫院也沒去成，一千元也沒有下文。

其實不是計較金錢，我只是覺得父親的行徑真的是改變很多了，因為小時候自己的過敏性鼻炎，每隔一天就要去洗鼻子，也花了父親不少醫藥費，後來自己開始承擔家計，薪水也是全數交給父親，沒有第二句話。但是我公費出國唸書，大弟卻說我拿了父親的財產去念書，因此他就堂而皇之地開口向父親索求，幾乎到了沒有限制的地步。以前，我會吃味，認為父親太過偏心，家裡也只有大弟會有這樣的舉動，還規勸父親不要養出一個「不肖子」，經過多年以後，我才釐清自己的角色是「女兒」，與父親的關係中沒有「責善」這一環，他與他兒子之間的互動如何，是他們的事，我不需要干預，心境上感覺比較輕鬆，也承認每個家庭似乎有個「敗家子」的事實。小時候，父親還會為了我與大弟的不和出一些力，包括會去書店買書說是大弟要給我的，我其實也沒有去在意。兩個人不能好好相處，至少就不要破壞基本的手足情吧。

父親對我們六個子女其實很公平，連過年的壓歲錢他都是從老大輪到老么，再從老么輪回老大的次序發放，只是我們家好像是女孩子比較懂得節省，壓歲錢通常是交給母親給存起來，後來發現這些錢都不見了。小弟是自小就有作生意的頭腦，他會利用壓歲錢去「割貨」，做起買賣，當然以他小小年紀要招徠顧客購買是有難度的，最後他都會求助於我們這些姐姐，讓他至少可以「回本」。小弟念幼稚園，我念小六的那一年夏天，母親又做了一些糖葫蘆要我們去學校兜售。這一天接近放學時候，小弟就捧著放糖葫蘆的鋁盤，黝黑臉上有兩條白色淚水流過的痕跡：「姐，我一根都沒有賣出去。」他擔心回家之後會被母親責打，於是我接過他的盤子，回到教室去兜售，有些同學也沒有錢，但是我寧可要他們掛帳，沒一會兒功夫就賣完了，小弟臉上的笑容很燦爛，我們就是這樣長大的！父親曾經對於我們手足多，卻不團結頗有怨言，主要是大人分派做家事就會有人想辦法逃掉工作，或是推給別人，但是我們也不是這樣不長進，只要是有外面的「敵人」，大家還是會聯手一氣，全力維護自家人！所謂「國無外患，恆亡」。

我們小時候六位手足通常會分成兩派，有時候甚至不願意互相合作，這也是讓阿爸很擔心的一點，他認為我們都分得太清楚，沒有手足之情。其實分成兩派有它的優點，至少家中都有反對派，可以提供不同的意見與觀點。我記得大弟因為小時候有鬥雞眼，常常被鄰居小朋友嘲笑，有一回經過巷口，一位長我兩歲的大女生又在喊大弟的綽號，我實在不能忍下去，就馬上與她扭打在地，她的個子比我大多了，我被壓在地上卻不肯放手，後來是她母親喊她吃飯，她就要撤退，我硬是拉著不讓她走，最後她求我，因為回去挨母親揍的後果是更嚴重的，她希望我原諒她，我就要她直接跟我弟弟道歉，自此她就不敢再放肆，後來還成為我的好友，真是不打不相識。阿爸通常不喜歡我們以暴力解決事情，他認為應該用說的，讓對方理解，可是有時候拳頭的聲音比語言要大，如果不去面對，讓大人來處理反而更麻煩。只是阿爸與祖父一向「忍氣吞聲」的退讓策略，卻沒有得到想要的和平與尊重，反而換來隔壁親戚更嚴重的虐待及污衊，這也是我後來反抗的主要因素。

前些年，二妹因為要償還母親賭債的經濟壓力與長久的壓抑個性，兩頰長了不明物，當時醫師也以腫瘤方式來做治療，卻久久不見效果，反而讓她原本清秀的臉因腫脹而扭曲；我回國那一年暑假，她決定開刀，當時她堅持要我回國才動刀，也要我簽手術同意書，那時候我才感受到原來家人依賴我的程度，我已經是大家長了！本來預計要兩頰都動刀，但是實際進行手術之後，比原先預定的四個小時更長，足足花了九個多小時才完成！我與大妹在手術後恢復室前守著一直到晚間近十點，才看到面無血色被推出來的二妹。醫師說只開了一邊，因為顏面神經太複雜了，擔心之後的預後情況。原本醫師說臉部經過復健，可以恢復五成，但是後來卻不那麼樂觀，大概只有一到兩成。這些我們之前都不知道，因為二妹遵從醫囑，每天都到醫院辛苦去做復健，後來無意中聽到整形醫生與護理人員的對話，心情沮喪到極點，但是她平常就不太多話，我們也不清楚實際情況，一直到有一天小妹哭著打電話給我說：「姐，珍如姐的情況不對，她一直買東西送我。」我聽了還認為小妹大驚小怪，因為二妹的慷慨大家有目共睹，她常常會買一些東西給家人，像是某件衣服不錯，她就會買不同顏色的四件，姐妹們一人一件，後來是我拒絕穿「制服」才作罷！我聽了小妹的敘述，了解小妹的擔心，我的專業讓我不得不懷疑二妹有輕生的念頭，於是我們姐妹四人開始了週末的聚會，約在一個地方吃飯，互相給彼此鼓勵打氣，我們談家庭，也談自己的成長故事。後來二妹的復原情況有增進，連治療師都認為不可思議，而我們也重新體會到了家人的重要。這一次，也是我們手足再度合作的時候了，為了父親，為了彼此，為了這個家，我們必須要團結起來。

*

現在阿爸最相信的人是二妹，他認為二妹最窩心，也不會忤逆他，所以只要是輪到二妹回花蓮，我們都對她寄予厚望，希望她可以勸父親去床上睡或是就醫，然後二一妹會告訴我們「應該」怎樣應付阿爸最好。只是後來這一招也不管用了，因為阿爸生病了。

小時候不喜歡太多手足，因為會分散父母親的愛與注意，成人之後卻感謝有這麼多手足可以商量、可以依靠。手足是我們第一個同儕團體，我們也從與手足的互動中學習與人相處之道。心理學的精神分析強調童年經驗的重要性，主要是從觀察父母親的行為，家長的管教中學習進入社會的一些基本知能，倘若父母親的身教有問題，影響層面就很大，許多童年受創的人，成年之後常常有心理疾病或是犯罪傾向。

第八章 傳承

儘管父母親會儘量維持公平，但是只要有孩子，孩子都會認為雙親「不公平」，有時候的確是很明顯的不公平，但是沒有一位家長願意承認；此外，每個孩子與父母親的關係也不同，主觀的感受自然各異。父親雖然也是以「儘量公平」的方式對待我們，然而因為他成長過程中所接受的教育，以及浸潤的社會文化，還是非常傳統又刻板的「男性主導」，因此他還是會擔心自己百日之後的情況，然而與同時代的那一輩人相形之下，他已經做了許多的努力與突破。

近晚間十一點半，電話突然響起，我跑去接，對方傳來父親叫我的名字。爸說他是不得已打這個電話，要告訴我他想說的話。他說今天因為拉肚子，把內褲與睡褲都弄髒了，因為天氣冷，所以沒有脫下來，但是因為肚子餓，要小弟把菜端到廁所給他，小弟卻把菜全部端到樓上，他說他很痛苦，有這麼一個不肖的兒子！這一週是大弟回花蓮，於是我問：「你大兒子不是回去了嗎？」「剛剛進門。」爸說。

「那麼，跟他（大弟）說。」我道。

「這麼不孝順，我財產一點也不要給他。」爸說。

「爸，他照顧你這麼多年，不是要你的財產。如果你要，叫你的大兒子接你去照顧，然後把財產給他。」

以前小弟堅持要爸走出廁所吃東西，因為他待在廁所的時間實在太久了，那時候還不知道他生病，我有一次替他計算起碼有二十個鐘頭，那一整晚，我不敢入睡，爸後來卻說是因為「屎沒拉乾淨」。因為擔心他血糖過低，所以才把食物端進去廁所，但是一旦有先例，爸就認為這樣的服務是應該的，現在反而待得更久！我猜想他這一次也是，而阿爸若不走出廁所，弄髒的衣物也不要想讓他自動脫下來！為了讓他換上乾淨的衣物，有時候真的需要持久戰，因為第一要先脫下來，接著才可能換，但是光要他脫下來這一步就非常艱難，有時候還要使出「詐術」騙他，反正這樣一折騰，可能就是幾小時，同時我們又怕他會感冒，因此還要注意速度。

也許父親沒有得到他想要的答案或安慰，突然就轉變話題：「妳有一個『癖（壞脾氣）』，」爸說：「珍如就不會這樣對我。」

「好，爸，你現在打電話給珍如，看她怎麼說？」我道，也跟他確認了電話。

我先打電話過去二妹家，告訴她目前家裡發生的情況，由他們接手。

爸對於不順他意的孩子都認為是「不肖」，他會認為別人故意對他不好，所以類似這樣的「被迫害」妄想也不是這一兩天的事了，只是以前不知道他生病。小弟常常覺得自己的辛苦都沒有得到感激，反而成了「加害人」。我們相信小弟之所以有一些動作，主要還是為父親好，但是在父親看來就是「不肖」，甚至是不知情他人口中的「老人虐待」。父親因為糖尿以及腎臟的病變，因此必須嚴格控制食物與水的攝取，這樣的監控在父親不願意合作（或是失智）的情況下，是很難達成的。父親還記得我，會打電話向我抱怨，我一則以喜，一則以憂，喜的是他還有這些生活功能（如打電話），憂的是最辛苦的小弟成為他最痛恨的人！

最近一次回家，父親又住院，翌日要出院前，小弟載我去醫院協助辦理出院事宜。在離開病房的時候，父親要對所有工作人員致上感謝之意，我於是推著坐在輪椅上的父親去護理站，他很客氣地一一清楚向站上醫護人員說他的謝詞，連護理人員都覺得父親禮貌周到，也吩咐他不要再進來醫院，要好好聽子女的話，照顧自己的身體。父親還祝福站裡的護理人員說：「早日覓得好姻緣。」結果對方告訴他自己已經結婚有一對子女了，他還是照說不誤，我提醒他，他就將方才說過的祝詞又重複一次，工作人員只是笑笑。這一回回家，我特別將一位主編借我一本關於看護中風父親的日文書帶回去，原本是希望學生或同事可以唸給我聽，給我目前進行的書一些靈感，但是後來沒找到適當的翻譯人，於是我帶回去，希望父親替我看看。在等候出院的時候，我將書拿給父親，父親看著就唸了一遍，他說：「是一個人恢復的故事。」但是因為白內障視力不良，他說回去拿放大鏡才可以看清楚。對我來說，父親可以解釋給我聽的希望大增，我願意稍後再嘗試一次。後來也發現父親注意力不集中，要他唸書的念頭只好打消。

回家後坐定，我拿了一些番茄給他，他吃了兩個之後就說尿急，走到廁所，卻開始玩起洗衣機裡的脫水鈕，只要他看到洗衣機裡有衣服，他就會去動脫水鈕，而且一脫再脫，好像跟洗衣機在玩遊戲。我趕快讓洗衣機停止，要去晾裡面的衣物，父親卻抱怨我太粗魯，這樣會把機器搞壞，我聽了真是哭笑不得！晾完衣服，父親還在廁所外的廚房徘徊，我問他洗完手沒？他不回應，父親只要是不願意做的，都一律以「不回應」作反應。

翌日上午，小弟載我去市場買菜，買回來的白蘿蔔有六顆之多，我先將它們擺在廚房，預備稍後將蘿蔔的頭切除放入冰箱，這樣會保存較久，但是當我忙完手邊的事，要去處理蘿蔔時，卻發現綠色的頭都已經切除，我後來問小弟是不是他做的？小弟說看到爸徒手將蘿蔔頭弄斷，還說他常做這個動作，可見父親還清楚一些事情的程序或注意事項，我也想起我在廚房忙時，父親經過我身邊時說了一句：「蘿蔔頭要切。」原來他已經做好了，我其實是很高興的。這一天稍早，家居服務的李小姐來，父親當時還在廁所不願意出來，李小姐於是進入廁所企圖說服父親，她很細心聽父親的抱怨，也提醒我們父親若是動完白內障手術之後，作息一定要正常，要不然眼睛會有失明之虞；後來也與我們交換照護意見，她說父親會重複做一些動作，其實是一種完美主義的表現，但是這些動作在我們眼裡看來已經沒有意義了，也不是心理疾病裡的強迫性行為。這天小弟提議說週末時帶父親出外看看風景，下午的時候，他就坐在客廳說：「什麼時候出發？」我說：「明天。今天你要去床上睡覺，腳不會腫以後我們才去。」但是一直到深夜一點，父親還是不願意上床睡覺，他要我們開電視讓他看，我說電視螢幕壞了、要修理，請他先去床上睡覺。晚上十點多，台北的二叔來看爸，我後來問爸二叔來做什麼，他說：「就是有同學過世，他來這裡。」知道父親可以記得發生不久的事，我會安心一些。折騰到我要入睡前，小弟上樓來說：「好像去睡了。」每天都要上演這樣的戲碼，我覺得很累，而小弟已經重複做了多年，怪不得心力俱疲！

看韓劇裏面有一幕是孫子將自己的手臂讓生病的祖母枕在頭下，我說我們家人之間的界限很明顯，少有這些親密動作，小弟說我們家人應該不會發生這樣的情況。我卻想起小時揹著小弟的情況，那時候我們可是名副其實的「連體嬰」哩！我們手足之間的情感還在，每週還是要互通電話，即便現在談話的主題換成父親，但是感情還是很深厚。我記得九二一大地震，我人在屏東，清晨接到電話，是小弟打來的，詢問有沒有事？他說台北打不通，現在情況不知如何了？我於是就接著撥打台北妹妹們家的電話，確定大家都無恙才再度安心入睡。小弟的擔心一直存在，有時甚至感覺到不安，或是眼皮跳動厲害，他就會撥電話確認大家平安無事，後來我發現自己也「感染」了這個習慣，總是有太多的擔心與莫名焦慮。小時候我們全家一起出遊，大概是我在小學之前，常常是父親推著腳踏車，車上坐滿了三個較年幼的孩子，大的三個就走在旁邊，有時候累了，大妹與我會輪流站在另一邊的腳踏板上。然後我們會去市中心繞，純粹的欣賞櫥窗與風景，阿爸也會做詳細的介紹，最後就是去「溝仔尾」那裡的小吃店吃麵與冰，記憶中這些快樂的童年夏天，就是我在面臨生命谷底時的一線希望，這些希望是表示我有被呵護、愛過的證明。

隔天一早，我的頭有點痛，可能是沒睡好的關係，先走去買了傳統的燒餅油條，因為父親昨天說想要吃。買回來之前，父親已經在廁所了，只是不知道他何時就在那裡？所以我先準備了降血糖的藥與兩塊餅乾給他，確定他真的吃下去之後，我才出發。小弟昨天忙電腦要出貨，修到清晨三，四點才入睡，我就鎖了門出去。回到家之後，父親當然還在廁所，我於是問：「我們要出去了，你什麼時候準備好？」

他說：「快了快了！」我先把早餐放在客廳：「你出來吃早餐。」翌日上午八點多下樓，父親已經在廁所，只是不知道他是何時就進去的？我還詢問他是大號還是小號？他說是小號，我說「解完了就出來，今天要出去看風景。」儘管如此，還是拖到十一點多，他才準備就緒。我們出發前還擔心父親因為吃了利尿劑，需要解手，但是他說：「我都放乾淨了！」，但是他解大便時老是「解不乾淨」，小便就例外？我也不想與他爭辯，只是希望今天出遊可以順利一點。

我們車開到玉里，沿途經過壽豐，光復，瑞穗，也看到波斯菊與油菜花田，還下來照了一些相。經過瑞穗北回歸線的地標時，父親卻不肯下來，小弟手上的數位相機是專為父親而買的，他希望可以替父親最後的身影留一些紀念，只是父親可不一定領情。我們決定去看看住在玉里的二姑婆（阿公的妹妹）一家，二姑婆在我們小時候很照顧我們，也會勉勵我們這些沒有母親的孩子要爭氣，她是一個仁慈又有所堅持的開明女性，十八歲出嫁，三十九歲喪夫，一個人獨力撫養十個孩子長大，我們家當時單親家庭的困境，她也比較可以理解。只是一兩年前，現年九十四歲的二姑婆已經罹患老年癡呆，住進自家開設的養老院了。光是要找二姑婆的舊址就花了很長一段時間，我們在那裡忙著找路時，父親卻一直說著二十多年的往事，問他記不記得二姑婆住處？他就按照以前的印象在說，但是現在滄海桑田，許多地段都大變身，幸好姑婆的孩子在地方上頗有名氣，所以繞了近半小時之後，還是找到了！

新梅姑是二姑婆的長女，也是為了照顧家庭單身一生，我在青少年時代受到新梅姑很多照顧，她讓我有媽媽的感覺，也會處處呵護我！果然，新梅姑見到我們之後，馬上就拿出她的拿手醃菜與家中茶葉，要我們帶回去，我其實也不客氣，因為不拿她會認為辜負她的好意。新梅姑，另一位嬸嬸與父親在客廳用客家話聊天，父親也可以聚焦，對新梅姑的問題作反應，我也覺得很歡喜！告辭二姑婆一家之後，我們趕快找地方進餐，因為父親餓了，不能讓他的血糖太低。用過飯後，時間已經將近傍晚六點，我們往回程方向走，父親一直說要去萬里拜訪大姨丈夫婦，提到小妹結婚時他們夫妻來的情況，也說他們是「很正派」的人。只是，我們還需要去看看年已八十五高齡的小姑婆，而且父親對大姨丈的居處不清楚，可能會耽擱太多時間，我們於是轉往鳳林。小姑婆的長子森泉叔也是照顧姑婆夫婦，目前是五十多歲的單身漢，他有過世姑丈的英挺，小姑婆的美麗，人過五十卻還像孩子一般有可愛的個性與細緻的肌膚，爸在要離開之前還特別告訴森泉叔：「你現在結婚還有機會。」我當時聽了卻有一種悲哀：我們家族至少就有三個是因為照顧年老雙親而放棄自己成家的機會，萬一老的都過世了，不知道他們會不會偶而感到後悔或孤單？我問爸：「你的小兒子也是過了適婚年齡未娶，你不會擔心嗎？」父親卻沒有回應。

父親那一輩還是承襲許多傳統價值觀，因為老一代需要照顧，不願意送去養老院，因此每家都會有一位男丁留下來照顧長輩。家是一個人的最初與最終，也是我們一生的記掛，只是我們通常只記得要照護從自己所出的子女，卻沒有全心去體會我們所從出的父母親。心理學上將父母親與原生家庭的功能強調得很清楚，包括早期與嬰兒間的依附行為，童年經驗對人格的養成與影響，以及家庭是一個人第一也是最重要的社會關係與環境。

第九章　我們是這樣被呵護的

我常常想：如果我們的生命中沒有父親，不知道會變成什麼模樣？父親很愛小孩，所以他可以忍受我許多無厘頭的問題，也因為這樣養成了我好奇與好問的習慣。對父親來說，小孩子就是他不順遂生活中最大的安慰。我記得母親離家之後，阿爸也是強忍著眼淚，拚命撐下去，他沒有特別展現他的難過與沮喪情緒，但是有一次我看到阿爸幾乎崩潰的表情，那時候我也不知道該如何安慰他。或許是因為我們都習慣了被照顧，當角色轉換的時候，反而有點不知所措。偶而因為照顧阿爸的困挫，卻也讓我們聯想到：當我們小時候發脾氣或是遭遇不如意時，阿爸是以怎樣的能耐來安撫，關照我們的？

這一天在晚飯前，小弟替父親測量血糖值，發現標高到二五八（一般正常值為八〇到一三〇），我們當時嚇壞了，趕快檢討今天到底讓父親吃了什麼？怎麼會有這樣的意外？原來中午我買便當回來，當時就想要將裡面的白飯減量，但是小弟說因為這幾天都讓父親吃蔬菜，可能熱量不夠，所以這些飯應該還好，加上我之前擺了三個方塊酥在客廳，父親可能就一連吃下肚，造成血糖飆高！後來問父親：「剛才你的血糖值多少？」父親不能確定地說：「應該是一三五左右吧。」我說：「是二五八，快要正常值的一倍了，有多危險你知道嗎？」父親沒有回應我的問題。後來我跟小弟提到自己為什麼這麼生氣？原來我們將父親的所有一切都視為是自己的責任，有不好的事發生，就會直接責怪自己，甚至接收他人無理的指責！這樣的擔心與掙扎一直到當天晚上九點多，在給父親吃東西之前再測一次，已經降到一二一，我們才鬆了一口氣。父親或是不願意，或是睡眠時間不定，吃飯時間不定，讓我們很難讓他可以維持吃藥的時間，當然我們很難過的也是：為什麼要用吃藥來安排生活？好像生活的重心完全不對了！

我們開始以每六小時讓父親吃藥的時程來做安排，看看這樣會不會維持他的血糖值？然後又不會影響他的睡眠太多？因為一天要吃四次藥，早晚還要量血糖值、吃利尿劑，睡前則要加上失智症的藥。但是父親的作息實在無法這麼精確地掌控，有時候他好不容易願意上床去睡覺，那麼吃藥時間到了，該不該把他喊醒？父親現在腎臟功能也在衰退，排尿情況甚差，如果不上床睡覺，他的腿一天就可以腫到兩倍大，以前只有右腿如此，現在左腿也一樣，而且黑色部分慢慢由腳部往上延伸，充分顯示血液流通有問題，只是勸他上床睡覺，他大半不合作，硬要架他去床上睡，兩個人的力氣也不足以撼動他！軟硬兼施還不一定奏效，我們常常因此生氣、煩躁，卻也無可奈何！以前也商請過慈濟醫院的志工協助，請他們到府來關切，但是申請了三個月，只來過一次，而且還與父親一同指責小弟的不是。我們知道父親的生活孤單，希望除了家人之外，有真正耐心的人可以協助，讓他的生活有對象可以聊天、多些變化，但是這些要求似乎也不一定得到回應，有一回更扯，竟然有一位冒稱是父親的學弟，到家裡來做直銷，父親就要求小弟載他去聽演說，小弟故意推諉，父親很生氣，就自己叫計程車去，差點就要下單買那些直銷品！是小弟阻擋才未能成功，要不然以父親一個月一萬多元的退休金，一定有去無回！

租我們家後面的一位老太太，年紀長父親三歲，是一位虔誠的佛教徒。每天清早起來種菜，自耕自食，不仰賴子孫，她也常常過來與父親談話，至少讓父親單調的生活有一些與人的互動，我們很感謝她。相形之下，也會讓我們覺得有遺憾，如果父親自小有這樣勤勞的健康習慣，也許他今天不會這樣病痛纏身。但是誰又知道呢？老太太誇耀小弟的孝心以及善意，因為她自己的子女不在身邊，而小弟知道她做回收貼補家用，也刻意留一些回收物品給她，老太太就會以自己種的菜回饋，我謝謝她，她卻說：「謝謝妳，是妳讓我種你們的菜園。」偶而我們上市場買菜，也會與老太太分享一些她菜園子沒有的蔬菜，或是自外地帶回來的零食名產，她的喜悅接受就是我們最大的回報。

這片菜園原本是過世阿公退休後的活動場域，我們小時候常常都是吃自家菜園裡的食物，但是因為所種的菜色有限，有時候還必須以不同的烹調方式來欺騙自己的胃口，像是空心菜可以炒蒜頭，煮湯，汆燙，二妹就曾經發明「炒蔥」，讓我們大開眼界！阿公在脊椎開刀之後回來，就開始有一些很奇怪的舉動，他會忘記自己今天早上曾經為菜澆過肥，傍晚又再澆一次，後來菜就「鹹死」了！我們以為這是因為退化，沒有想到阿公可能是罹患了曾祖父也曾有過的「癡呆症」（當時沒有這個名詞），至少他們的健忘是一樣的！我記得自己當時是小四，有一天早上在天井上玩耍，看見曾祖父走出房門，一手拄著楞杖，一手拿著碗盤，倚靠在門柱上說：「給我吃飯。」我當時還不知道是怎麼一回事，就聽到隔壁叔婆（叔公的老婆）破口大罵：「才吃過還要吃！」那時我看到曾祖父的表情，有說不出的茫然，而我心裡卻有一種悲傷。沒想到後來阿公、阿爸也步上曾祖的後塵。

父親以前就很疼惜弱勢的人，他只要聽我們說有同學沒飯吃，或是家裡貧窮，他都會讓我們多帶一個便當，或是與同學分享食物，現在我們只不過如法炮製。雖然我們並不富有，但是有多的可以分享，應該是我們的家族傳統，只是對照父親目前的行為，會有點遺憾，因為他從來不是這麼慳吝刻薄的人，也許只能用他生病了來解釋。現在阿爸每每去醫院做檢查，如果醫護人員關心詢問，他就會說一句：「小姐，我告訴妳，最好是不要出世。」我聽了這一席話很難過，為什麼我們好不容易奮鬥出自己的人生之後，父親似乎是棄械投降了？我在國一時也曾經在鼻炎開刀之後有輕生的念頭，當時我一想到阿爸要失去我這個女兒，就止不住淚水奔流，覺得阿爸好可憐，他的一輩子就要這樣過嗎？人又為何要這樣存活著？曾經有人問我：「如果人生重來一次，妳還會選擇同樣的生活嗎？」我願意走同樣的路，因為少了阿爸與手足，我的人生不會這麼精彩，即便辛苦，但是有大家共同努力，就會覺得很值得。

*

這一天，阿爸的血糖值突然飆高，我們檢討了很久，找不出原因，後來看見一旁的玉黍蜀桿，才恍然。知道是老太太送給爸三穗玉黍蜀，阿爸很快就將其解決，怪不得血糖這麼高，小弟就去跟老太太拜託，老太太覺得很抱歉，我也擔心老太太罪己太深，還在之後特別同她說明，因為我擔心她會認為自己壞事。老太太當然是善意，我們也接受，只是現在的阿爸沒有判斷力，我們就要代行，這也是情非得已。阿爸以前最喜歡吃與看電視，現在生的病要他忌口，另一方面視力也差了，我不希望這是上天給他的懲罰，吃與看電視也是這些年來不得不爾的生活模式使然，怪誰呢？我之前還會在回家時替家裡人變換一下口味，花多一點錢去買他們平日較少吃到的食物，像是生魚片或是蝦，但是這些行動現在都成為「罪魁禍首」，因為阿爸的腎臟受不了這些好食物，只會增加他身體的負擔！

我們以前的環境沒有所謂的奢侈品，連肉都很少上桌，頂多是魚，那是阿爸下班時經過黃昏市場買的，所以新鮮度都較差，只是對我們來說是最好的蛋白質補充。我記得更小的時候，阿爸還會讓我們生吃雞蛋，就是在雞蛋一頭各戳個洞，然後用嘴吸，以現在的觀點來說是很不衛生的，但是這就是阿爸那一代把我們養大的方式之一。後來我們長大，儘管家境沒有改善多少，阿爸還是會在每個人生日的當天，自己燉一隻紅燒雞為我們慶生。那一天阿爸就變得很權威，不准任何人踏進廚房聖地一步，只見他搬了一只圓板凳，端坐在廚房門口，與瓦斯爐面對面，一直到我們聞到肉的香味，阿爸還是不讓我們靠近，等到一切就緒，他就開始告知紅燒雞已完成的大消息！當然是壽星可以吃到一隻雞腿，另外一隻就是最小的小弟或小妹可以吃到，但是我們會吃得把剩下的醬油都用來澆飯，精光才算！我不記得阿爸到底吃了沒有？但是他都會說自己在煮的時候就嚐過了，他的表情好幸福、好滿足！我想那種光采是因為他看到孩子滿足、幸福才出現的吧！阿爸為我們過生日，我們卻沒有替阿爸過生日，有一回是小弟特別提醒，說阿爸要跨過「九」的一個生日，一定要過，所以我們就在台北替他舉辦了一個前所未有的生日派對，我先去訂了蛋糕，生日當天傍晚去取，也準備了一些菜餚，但是阿爸卻嫌我們浪費，搞得氣氛很差，生日歌也是草草結束。

我們負笈外地，工作或成家之後，阿爸每每來北部看我們或是拜訪親友，也都會帶著花蓮當地的名產來，我記憶最深的是一家鵝肉店的鵝肉，滋味特別好，阿爸通常都會帶一整隻來，後來有一年阿爸說那家店已經關門了，我們還覺得遺憾。阿爸關心我們的方式是以吃、及叮嚀為主要，也許是因為我們已經成年，不像小時候那樣需要生活上的照顧，因此阿爸也覺得自己似乎「無用武之地」；但是即便他後來可以自己自在出遊，回來的時候還是會帶大包小包的名產給我們，我們說他浪費，他也不理會，下一回還是照樣這麼做。現在阿爸生病了，再好吃的東西對他來說都是毒品，他也無法盡情享用，想起來真是有無限感慨。

小時候物質條件不充裕，但是大人們卻會想方設法，讓我們可以偶而享受一下美味食物或是快樂的體驗。心理學有所謂的「需求層次論」，將人的基本需求從最基本的生存（保暖、防饑），到更高層級的愛與隸屬，尊重與自我實現，認為人要從最底層的需求滿足之後，更高層的需求才會產生。我也發現：即便父母親提供給我們的只是最基本的需求，但是也伴隨著滿滿的愛與呵護。我們的悲傷因為「分享」而減少，快樂也因為「分享」而加倍，這就是我們承自父祖的家庭傳統。

第十章　我們一家人

六個孩子在父祖的羽翼下成長，卻各有各的個性與發展。回顧我們每個人的發展，總是有笑有淚，每一個小小的記憶，其實也說明了不同個體的性格與價值觀。父親與祖父都有幽默的因子，或許是因為在困阨的情況下所創發的「生存」機制，但是這樣的傳承卻是我們所珍惜保有的寶貴資產！

輪到大妹返花蓮，她卻抱怨父親趕她回來，因為阿爸不喜歡人催他上廁所的時間，而大妹的言語使用會比較不客氣，相較於二妹的耐心溫柔，父親當然比較喜歡二妹的方式。其實大妹與二妹都是排行中間的小孩，本來就容易被忽略，她們小時候父母基本上是將她們當作雙胞胎在養，兩個人常常穿著一樣的衣服，但是體型卻不相同，大妹小時很瘦，有點像猴子，卻是祖母最疼愛的孫子，因為自小就跟著祖母睡，二妹則是體型微胖，小時的綽號叫「喔爹」（日文的「胖小子」），成人之後，兩個人體型交換。中間的孩子常常必需要自己找出路，所以大妹小時候幾乎是朋友不斷，在外面的交遊廣闊，二妹正好相反，孤單的時間很多。有一次在二妹三年級的時候，阿爸去參加家長會，主動邀約二妹的同學來家裡玩，那天是星期六，幾位受邀的同學都來了，二妹卻躲著不見人影，阿爸就只好自己出面招呼，邀請小朋友吃零食，後來同學告辭離開，阿爸就問二妹為什麼不出來？二妹卻埋怨阿爸說：「是你同學（還是）我同學？」，阿爸大概覺得很冤枉吧？阿爸會注意到孩子的交友情況，這一點我是很佩服的，他還會知道我的好朋友有哪些人，每個人專長是什麼？這跟他平日的詢問，也常參加家長會是有關的。阿爸參加我們的家長會一直到國中才放手，所以我們的老師及同學對他的印象深刻，連走在路上都會跟他打招呼，可見他的超人氣。偶爾跟阿爸提我以前的同學或朋友，阿爸還是有印象，還知道哪些人目前的情況。

大妹的情形就很不同，她是一個很具創意的鬼靈精，朋友一大堆，在當時父母師長威權至上的年代，大妹卻動輒得咎。大妹的聰慧在大學時代，憑著臨陣磨槍的功夫，竟然可以獲得幾次書卷獎，而同時也唸大學的二妹卻必須每天熬夜唸到深夜，翌日一大清早再起來繼續，才可以有較好名次，相形之下，我們都同意我們的教育制度是有問題的，要不然怎麼會讓懶人得逞？大妹的許多天外飛來的想法真是令人瞠目，就拿她小四時，學校體育老師剛教了吊單槓，她回來就如法炮製，在後面的梧桐林裡搭建了一個，還邀請鄰近的同儕共襄盛舉，結果傍晚時分，爸回家要用鋤頭，卻發現鋤頭柄不見了，虧他還知道可能是大妹的傑作，後來就去梧桐林裡把被用來做單槓的鋤頭柄卸回。還有一次更扯，那年暑假，大妹發動附近十來位同伴，在自家菜園開挖游泳池，這是憑藉著她從電視裡看來的資訊，想學著富有人家，在自家後院建私人泳池；我們一起努力了一個上午，還在泳池底下鋪了塑膠布，也同心協力灌注了足夠的水，大夥跳下去玩得不亦樂乎！但是歡樂的時間總是太短，爸回家看到這一幕，雖然當場沒掃我們的興，但也囑咐我們翌日就要讓菜園恢復原狀，這就是「一日游泳池」事件。

大妹的聰明也許是違反我們的家訓，因此不得大人們的讚許。像有一次她說要離家出走，但是卻在家門口徘徊。阿爸回家時問她為什麼不進屋裡？她還振振有辭道：「我離家出走了啊！」國中時她發誓要好好用功，說要「戒」電視，還有計畫地故意不將眼鏡帶回家來，但是卻跑去鄰居同學家借了望遠鏡，照看不誤！怪不得爸特別擔心她的學業！也因為這樣，祖父希望她高中唸商校，免去升學的壓力，但大妹執意要唸普通高中，阿公因此三不五時會唸叨，企圖說服她改變心意，有一回大妹對祖父說：「阿公，剛才星雲大師打電話給你。」阿公不疑有他：「這麼有名的人打電話來？」大妹回道：「是啊，你不知道你這麼有名了？他想要請你去演講，因為你的口才太好了。」經過這一次對話，阿公就不再提要大妹唸商校的事。阿公是很明理的，也有足夠的幽默；曾經目睹小四的大妹將飯燒焦，阿公還道：「妳用黑糖煮飯哪？」化解了可能的害怕與焦慮。我相信我們手足擁有的幽默可能源自於阿公與阿爸。

以前我們不太會去計較父母親對誰好，但是會知道誰比較受寵，像是長子或是么子，但是因為小弟懂得分享，加上他個性體貼討喜，就不會太在意，但是大弟較自我中心，何況又是長子兼長孫，不免就會有區別心。小時候沒有去注意到中間孩子的心境，是後來我自己學心理學，有機會去反省檢視自己的原生家庭，這些東西才浮凸出來。其實對於這些手足，我都認為應該疼惜，雖然行年漸長，彼此之間會因為價值觀或生命歷練不同而有差距，但是可以在同一個家庭中成長，還是有一些宿命與機緣。小時候曾經有人說：「你們六個長得都不像。」我們還理直氣壯道：「一樣還需要生六個嗎？」雖然手心手背都是肉，人又不是聖賢，總是不能面面俱到，只能用人為的方式讓這個世界更公平吧？儘管自己曾經不是受到父母寵愛的孩子，大妹對於弱勢族群就特別有感受，這些行為不僅表現在她的教學與對待學生身上，即使是路人也一樣。有一次有位身障人士來兜售雜誌，當時大妹自己也是趁暑假在工讀，身上其實沒有閒錢，她還是努力資助了一個月一千五百元的雜誌，還勖勉對方要加油，一定可以否極泰來，隔天她去清掃屋外的腳墊，卻發現有一千五百元在底下，當時妹妹還道：「是不是他認為不好意思拿我這位窮學生的錢，所以才退給我？」那一陣子有不少詐騙集團利用身障人士行詐騙手段，大妹認為這位身障人士很了不起！大妹的創意後來也展現在她的教學上，有學生口出三字經，他就問學生：「你跟他媽是什麼關係？」學生噤口了一個多月；有學生開她的玩笑，或是罵髒話，她就雙手合十說：「回向給你！」學生也就不好意思再搗蛋了！當然她也長期資助家境不佳學生的學費，其中有一位身障學生後來進入國立大學就讀，返校座談時卻瞎掰子虛烏有的謊言，讓大妹很受傷，但是她卻沒有因此而不再關心弱勢學生，反而認為只是其中的「例外」。

*

大妹抱怨阿爸趕她回台北，我們其實也清楚原因，她就是刀子口，豆腐心，像是希望阿爸多自己動手，不要寵壞他，所以不免就嘮叨一些，但是這是她的善意，只是父親未必接受罷了！之前大妹與二妹聯手用氣功替父親的腳通血路，效果立見！但是在敲打過程中，阿爸卻有多次起身要揮拳揍大妹，他說大妹是「故意」這麼用力的，事實上並不是如此，可能是因為初學，力道還拿捏不好，但是父親卻解讀為

「刻意」，實在令人難過。現在阿爸還是堅持這樣的信念，我們也無法改變，有時候我還是會提一些往事，讓阿爸可以去體會大妹的善意，阿爸只是聽過，但是不知道有沒有聽進去。我可以體會大妹的心境，畢竟獲得父親的認可是很重要的，這是每一位為人子女者的初衷，也是最基本的人性需求，不是嗎？

自我心理學派裡面提到手足排行與個性的養成是有關係的。老大剛出生時受到最多的注意與優渥對待，但是因為沒有手足在前，因此與年長者的關係較好，也比較傳統、保守、負責，相反地就較少創新；老二則是因為老大的緣故，本來想要與老大競爭，但是後來發現「功力」不足，於是轉而發展出與老大極不相同的路徑（包含個性）；中間的孩子因為雙親較難兼顧，因此較為自由獨立，也有較多的創新與社交空間；老么則是因為「後無來者」，可以自行其是，但也可能發展出像老大或是獨生子女的個性。

第十一章　舊事縈繞

手足之間因為感受到父母親的對待不同，認為有「分別心」，也許就是因為這樣，每個人才會有不同的發展。即使家境清寒，我們六位手足還是完成了大學以上的學業，在自己專長的領域打拚，只是偶而舊事還是會浮上心頭，埋怨的情緒較少，也可以體諒父母親當時的作為。人生是給自己交代，孝順又何嘗不是？

去年過年父親第一次在台北缺席，以往每一年他會與小弟到台北來，可能待到四月清明掃墓前才回花蓮，去年阿爸就沒有來，但是還是託了小弟帶給每一個人紅包；今年阿爸在花蓮，我們分批回去陪他，這一年的春節，小妹夫妻剛自大陸工作回來休假帶孩子，媽就去參加進香團，我與二妹在台北，阿爸，大妹與小弟在花蓮，一家人分在好幾處，反正每年過年已經沒有那種傳統的氣氛，怎麼過都沒有大礙，只是少了一些象徵意味。以前二嬸與三姑都曾經建議母親回去照顧父親，但是兩個人形同陌路已經多年，怎麼可能？我們沒有問過母親，也不想問，他們夫妻的事應該要自己去解決。以前父親還信誓旦旦，不要母親回來分享他的財產，這又豈是一句話就可以決定？人生有那麼多變數，而每個人也只能為自己的人生負責。小妹提起父親，說以前父親是一個會同情弱勢的人，還會捐助米與文具用品給家境情況更差的同學，我的印象中也是如此，父親聽到我們說有同學沒帶便當或是沒飯吃，就會叫我們多帶一份，只是曾幾何時，我們卻發現父親展現了他自私、令人不解的一面。也許我們忽略了父親也是人，也會受傷的事實。當父親批評母親的時候，我們也會懷疑：到底是誰結婚？造就了這一場孽緣？年紀還小時，跟本就無力回嘴，好像我們的「不良」母親，是我們的原罪，但是我們卻無法選擇我們的父母啊！母親在我們眼前數落父親的不是，父親也如法炮製，我們這些無能的子女就只能自責。成長之後，我們比較清楚「一個巴掌拍不響」的事實，只是沒有力氣去怪罪誰比較不對，因為現實的生活比那些更殘酷！

父親曾經是個溫柔男子，他是承受母親家暴的第一個受害人，以前我還會罵他：「被自己老婆打，你到底是不是男人？」與母親吵架，明明是母親理虧，但是低頭道歉的卻永遠是父親，吵完架後父親還會帶母親上街，刻意討好，看在我眼裡簡直是不可思議，荒唐至極。我不明白父親當時的委屈求全，也許只是因為我們這些孩子。我們六個子女在雙親長期的爭戰中長大，其實是不相信人性的，也覺得週遭世界非常可怕。但實際上我們卻分外天真，至少我們有一位相當支持我們，給我們足夠愛的父親，在成長階段有父親的確抵擋了許多外力的困擾，而且父親很在乎孩子的成長與學習。我記得自己一直上了高中都還沒有穿女性內衣，有一回父親託住在附近的表姐帶我去買內衣，因為他是男人，不知道該怎麼協助自己成長中的女兒。對於我們的學業他相信老師，只要是老師說的他都全力配合，也因此，他也差點改變我們這些孩子的命運。我原本要念法律，但是送志願卡之前，父親說他無力供我念大學，除非我唸師範院校，我哭著放棄自己的最愛，到校風保守的師大就讀。爸唯一在乎的就是大弟的前途，幾乎是傾全力在培養大弟，只因為他是家中長子，然而這個長子不爭氣，也不認為自己是讀書的料，經過千折百轉才完成大學學業。關於大妹是否適合唸大學，爸也是聽老師的意見，幸好大妹自主性極高，根本不理會大人們的決定。小妹也是遭受同樣的命運，而且情況更糟！即便她考上省女，阿爸也不讓她去唸，硬要她唸商校；高三時她向我表示自己想跟姐姐們一樣去唸大學，我鼓勵她去考，她也相當上道，翌年考上外文系，後來在商場上發揮。小弟更是被犧牲的一員，幾乎都是靠自己一路唸上來，雖然迂迴輾轉，卻也掙出了自己的成就；只是一回花蓮，卻受困於專業無處用，他也因此自修了其他領域的專業知能。雖然父親的重長子心態讓我們極為不滿，但是我們也證明了自己的實力，也因此我們家的女生都是自己籌措學費，後來在各自專業上都能有發展，這也是拜父親之賜，讓我們看到了自己的天份。

我與大弟自小交惡，以前他是活在我成就的陰影下，不免會有志不得伸，但是他上高中之後，阿爸與我就成了為他「善後」的主要推手，阿爸自己寵溺他就算了，還要把我也扯下去。他高二跟人打架之後，被迫轉到台北就學，我當時唸大一，就開始要負擔他的生活費。阿爸認為我唸的是公費學校，以為一切免費，所以也沒給我寄錢，但自大弟來台北之後，父親就將大弟的學費與雜費寄到我學校，要我轉交。但是阿爸沒有告訴大弟用錢應該有限度，造成大弟只要沒錢就向我伸手，我於是兼了多個家教，連星期天都不得休息；有一回室友留話說大弟來找過我，然後加一句：「又找妳要錢了？」我不回話，手在豬撲滿裡挖錢，因為是近月底，我的家教費還未領，連這一天的晚餐都有問題了，哪來多餘的錢給大弟？好友看我在挖豬公，就丟了一千元在我桌上，我說：「借五百就好。」然後騎車去送錢。到他租屋處，他在樓梯頂，我在樓梯底，當我遞出那張五百元鈔，他竟然鄙夷地道：「只有五百？」還有點不甘願地接過去，我轉過頭騎車返校，一路淚流不止。有一次冬天，爸還寄了人參要給大弟補身體，我那時連一百元的球鞋都捨不得買，最後體育老師朱裕厚先生還私下掏錢要資助我，我悍然拒絕，那一天我深深感受到父親的偏心，流過淚之後，還是得繼續面對生活。

大學畢業之後，我返鄉任教，第二年就投考教育研究所，後來因為志趣不合，沒有唸完就轉到台北作流浪教師。那時也是母親與我們在異地重逢的時候，她付了房子的頭期款，我與大弟就住在新買的房子裡。大弟當時在補習要考大學，我則是每天清晨要從淡水坐車到樹林去教書，回到家的時候幾乎都是近七點，無法作飯，於是就會習慣在回家途中去自助餐店買飯菜。那一天正好在結帳時短少了錢，於是我匆匆返家拿錢，卻在進門時聽到大弟正在講電話，他一見到我就對著電話說：「我們家那隻豬回來了！」當時我還沒有意會到，後來買菜回來越想越生氣、也越失望，我自大學時代到現在已經養了他多少年，房貸是我在繳，他沒有工作，補習班也沒有正常出席，我那時已經考上公費留學，卻因為經濟的擔子延後進修，我的任勞任怨卻換得了這些羞辱，遑論感激！當天我乘車去台南教書的二妹處，她當時也嚇了一跳，從台南回來之後，我決定照預先計畫，出國唸書，至少這個事件讓我知道自己的份量其實沒有我想像地重要，我已經無法去負責別人的生命，我決定先讓自己有能力再說。

即便是阿爸生病之後，除了小弟在父親身邊長期照顧，我們其他人都是按時寄錢，輪流回花蓮探望阿爸，大弟他們一家是偶一為之，根本不參與我們的安排，而令人扼腕的是阿爸心心唸唸的還是最不常回去的大弟。小弟當然也生氣，只是這麼多年以來，我們已經學會看清自己的責任與界限，不再強求我們不能控制的部分，畢竟「孝順是給自己交代」，讓阿爸與他心愛的長子去繼續父子緣，我們所做的只是讓自己心安，不必去管他們父子如何。以前為了爭公平，最後受傷的都是自己，現在懂得退一步去思考，不須要有這些無謂的爭戰，心境上會比較平和。所以「父子不責善」主要就是怕傷害彼此的親情，我們這些不靠父親資助的人，反而更能過得坦蕩蕩。

*

小弟說今年過年父親還是照例發壓歲錢，我聽了也覺得欣慰，畢竟父親還記得這些，表示他的失智情況不嚴重，我要記得他還正常的時候，也就是他還像我們所熟悉的父親的時候，因為我不知道到時候他會是什麼模樣？而我們又有怎樣的感受或遺憾。小弟為了記得父親還特別買了一架數位相機，我們前陣子特別驅車去看油菜花，正好派上用場，只是全程父親只走出車子兩次，我們可以獵取的鏡頭也不多。其實父親也愛照相，他也認為自己很英俊、很上相，我過年前趁他如廁時間去替他整理房間，看到老式大同電視邊有一張相框，裡面是一張父親掌廚的照片，他還看著鏡頭在微笑。

以前，我沒有思考過「過快樂的生活」，因為現實生活的逼近，這樣的夢幻思考就比較沒有生存的空間。我在與大弟的互動中，恍然領悟所謂的「人際界限」是怎麼一回事？這樣的領悟，讓我茅塞頓開，不再去在乎枝枝節節，而是眼界有了大拓展！我們當然希望與他人關係（尤其是親密關係）更好，只是在與他人互動、交會的同時，是不是也希望保留自己的自由空間？想要在與人互相依賴及自我獨立之間取得最佳的平衡。

第十二章　女性的命運

如果我沒有接觸不同的心理學理論，甚至有機會出國去念書，可能早期萌發的一些「不平之鳴」就此被扼殺或打消。我從父親身上看到他「儘量公平」的性別對待，從母親身上看見身為當時女性的悲哀與奮戰，因此我對自己女性的定義就不同，而也因此可以從另一個角度來提攜與提醒妹妹們。

今年過年小妹一家也沒有回花蓮，因為年假短，又要趕回大陸繼續工作。去年在得知父親罹患老年癡呆症之後，已經近十多年沒有回老家的小妹一個人回去花蓮，那時去載她的小弟還在車上發飆，一直數落她的不是，小妹後來還解讀為小弟是不是討厭她？後來與小弟溝通之後，知道不是這個意思。我知道小妹對父親的感受很矛盾，她是最後一個離開家裡的孩子，理應與父親的情感最深，但是除了父親偏愛長子的因素之外，主要還是父親對於女性的歧視使然。母親離家之後，我們這些女兒彷彿成了代罪羔羊，父親把對於母親的憎恨，轉移到我們身上，只是我們當時都沒有這樣的想法，我的電話被監聽，大妹與人出遊因為車班故晚歸卻被冠上「公共廁所」之名，二妹更不用說。小妹急著逃離父親的掌控很早成家，卻被父親指責是不是「先上車後補票」？讓小妹覺得不僅是父親不信任自己，也是一種人身攻擊。最令人難堪的是在小妹婚禮那天，母親堅持出席，於是父母親都被安排坐在一起，父親那種肅殺的氣氛，的確令人窒息！當然在婚禮結束之後，我們都被痛罵一頓，而瞞著新婚丈夫許多家務事的小妹也開始受到精神凌虐。小妹很有才藝，但是我們的家庭背景讓她自信低落，不僅在大學時代拒絕異性的追求，還把這些傷痕帶到婚姻之中。

小妹結婚不及半年，有一天竟然向我伸手借五百元，因為快過年了，她想要去剪個頭髮，我覺得很奇怪，打算問清楚。後來她才支支吾吾地說，因為丈夫將她戶口內的錢領光了，伸手向丈夫要錢，丈夫卻以她的「敗家、浪費」為由，不給錢之外還丟一句：「理個髮怎麼需要五百？」然後我才知道她的經濟大權完全由丈夫掌控，丈夫拿她的錢去投資，借的名義就是「幫她管理財務」，我告訴小妹把自己的經濟權要回來，要不然我會找她丈夫說清楚。經濟權是拿回來了，但是在小妹產下長子的時候，臉上因為懷孕期間賀爾蒙不平衡，出現許多以前未有的黑斑，她丈夫連深夜小叔來訪，都強力要求小妹要化妝之後才可以出來「見人」，坐月子小妹不要麻煩婆婆，是婆婆堅持要為她做，但是同時小姑也生了，讓婆婆兩邊很忙，當時小妹怕極了每天婆婆替她燉的豬腰子，有一回沒有吃，婆婆就說給小姑聽，小姑卻吃味地將故事說成是小妹故意氣婆婆，結果她丈夫不問青紅皂白，回家就大罵小妹，小妹當天離家流浪，卻不敢回我們家，怕我們會擔心，她後來陳述說，丈夫連一通電話也沒有給她，她一個人在凌晨的街頭胡亂走，一直到早上三點才回去，而丈夫正呼呼大睡，她自此知道丈夫不可靠，所以也隔了七年之後才生老二。

小妹的丈夫會拿父母親的不合，母親的拋家棄子來貶損、攻擊小妹，只要吵架，就拿這個來諷刺攻擊。我有一次聽到他們鬥嘴，才了解事情的嚴重性，於是寫信告訴妹婿，我的信上說小妹是我們家女生裡最宜室宜家的一個，我也相信她的選擇，希望他可以善待她，雖然我們的父母不在身邊，但是長姐如母，我就是小妹的娘家。但同時我也約小妹出來吃飯，我告訴她雖然我們有不良父母，但是我們可以在艱困的環境中奮鬥出各自的一片天，沒有淪為街頭浪人，有正確的價值觀，我們有比別人更驕傲自豪的地方，而妹婿也應該佩服與珍惜，如果我發現妹婿沒有善待她，我會支持她離婚。我要讓小妹知道我們是一家人，一家人永遠挺一家人。之前小妹的婆家還要小妹辭職在家育子，但我們認為不妥，後來妹婿被意外資遣，還是靠小妹的人脈才有新的工作，接著因為經濟不景氣，許多外商出走，妹婿的工作也面臨危機，小妹就為他在大陸找到工作，但也因此婆婆卻說是小妹「故意」讓她兒子離家這麼遠的，妹婿竟然也可以面不改色，處之泰然，小妹則是一人身兼雙親之職，一直堅持到最後不得不到大陸去工作。對於婆家的無理，小妹也慢慢學會因應，不再那麼在意，反正我們本來就不可能討好所有的人。只是眼見她原本是想要逃脫原生家庭的夢魘，到頭來卻陷入更不堪的境地，真是讓我們心如刀割，不過至少我們家的女人是知道自立自強的，不依靠別人照樣可以好好過生活；當然父母親的婚姻關係也影響我們深遠，有時候我們做的決定會將自我的安全性先擺在第一位。

小妹自小身體就不好，但是她卻非常細心體貼，當然也鬧過不少笑話。像她小三時有一回與父親去西藥房，看見櫥窗裡擺放的衛生棉就要求阿爸要買，阿爸當時也嚇了一跳，急急蹲下來問她是怎麼一回事？她說：「那個東西好漂亮，我要送給代課老師。」阿爸才鬆了一口氣。結果小妹將包裝打開，自己也愛不能捨，於是決定只送代課老師其中幾包，其他自己留著，我看到她用報紙包了幾個衛生棉，然後在包裝上貼了一張當時「獵鼠」（毒老鼠藥）的貼紙，翌日就將禮物送給即將離開的代課老師，我不知道代課老師在拆封時做何感想？小妹國中時月經來潮，她就非常悲傷地告訴我：「姐，我快要死了。」我細問是怎麼一回事？她才說明。沒有母親在的日子，我們都得要靠自己，幸好阿爸會替我們找援兵。我上了高中之後，爸就請大姑的女兒桂芸姐來幫我們的忙，他說：「女孩子的事就要問桂芸姐。」桂芸姐也自此成為我們生命中的貴人。

我大學畢業之後回鄉任教，與小妹，小弟，阿爸四人相依為命，後來小弟離家出走台北，家中就剩我們三人，我與小妹的情誼也最深，兩個人幾乎是同進同出。那段時間，我最喜歡每個星期天的早上，一大早就會聽見小妹播放著理查克萊德門的鋼琴曲，她正在打掃庭除，也隨著音樂在哼歌。對小妹來說幸福就是這麼簡單，我也認為如此。生活只要簡單平安，我就無伎無求了。

*

父親現在的記憶是有過去的既定痕跡的，他對小妹的不諒解還堅強存在，甚至沒有刻意去關切小妹一家的生活，我也覺得不公平，父母親的偏袒孩子都知道，只是隨著生命經驗與智慧的累積，我們慢慢學會去做取捨或遺忘，但是傷痛啊，卻總在不注意時流竄出來。父母對於大弟的溺愛，我們有目共睹，比較不能理解的是：為什麼最受寵的卻最不願意回報？大妹，二妹，小妹與小弟都有被忽略的感受，但是該盡的責任與義務卻也沒有減少，就如小弟所說：「我們只是給自己交代。」是啊，其他的都不重要了；就連輪流回來探望阿爸的事，我們姐妹與小弟說好就算，不會刻意去理會大弟推托的許多理由，畢竟每個人只為自己的人生負責啊！小妹的傷痛還在，同時還要繼續過生活，以往我會在意她與父親之間關係的修補，現在放得比較寬了，雖然以我的觀點來說，認為及時較佳，但是還是得看每個人要的、在乎的是什麼吧？

女性主義講平權，認為人生而有基本的人權，不應該因為自己的性別、種族、社經地位或是其他因素（如性傾向、身體障礙或能力）而受到不公平的對待。小時候比較沒有敏銳覺察到大人們對於我們性別的不平等對待，我印象中只知道曾祖父是非常重男輕女的，而他自己也有兩個老婆；也許是因為父母親之間的關係，間接影響到父親對我們姐妹們的期待與對待，我相信我們這一代已經多少擺脫了舊傳統對於女性的刻板印象，但是真正的尊重與自由，仍有一段路要走，因為浸潤在這樣的父權文化中太久了，許多的價值觀，即使不對，也已經深入或內化，需要長時間的努力對抗，才可能會有較佳的成果。

第十三章　真傳

老爸的幽默承自祖父，我們也從老爸身上學會了樂觀。我們身上的許多傳承，是後來成長之後才慢慢發現，有些甚至協助我們度過生命的關卡。雖然生活總有不如己意的時候，也有一些困挫，我們也自中學會了許多能力與自我肯定。

二妹自花蓮返北之前告訴老爸她要回去了，老爸還問她：「妳有money嗎？」這也是老爸式的幽默，他常常會不按牌理出牌，我們也深得其遺傳。以前爸常常唱歌，幾乎都是他在做家事的時候，不論是在浴室洗全家的衣服，還是做田裡的農事，他喜歡高歌一曲，主要都是日文歌曲，渾厚的中氣，嘹亮的歌聲，阿爸的好嗓門也是眾所皆知，只是在平常時候不會聽到。

總是在做家務或是手頭在忙的時候，我們這一輩也得到真傳。大弟對音樂頗喜愛，也把民歌帶入我們家，大妹二妹的音質都不錯，小妹也有獨唱的本錢，我則是後來才發現自己的天份。我記得自己高一下時被編入合唱班，那是社會組最優的一班，裡面真是人才濟濟，每個人會唸書，才藝也五花八門，讓我這個自普通班來的人相形見絀。我們在獲得縣賽合唱首獎之後，就要去新竹參加省賽，當時是由我們的教務主任兼歷史老師丁筱和帶隊。坐車前先抽座位，我抽到前座，就讓給會暈車的同學，但是因為是我第一次搭公車，又是長途，沒過一會兒就開始覺得不舒服，後來換坐前面，卻嘔吐不止，每過一段時間坐在窗邊的丁主任就要為我丟嘔吐袋，讓我覺得十分過意不去。當天下榻到車站前的中興旅社，主任讓我們分組去逛街，我隨著同學走，後來到一家書店，看書看得忘神，一直到老闆拉下鐵門，我才警覺時間已晚，但是週遭都沒有看到同學，於是就憑著「旅社在車站附近」的記憶，沿途問人摸索回去，好不容易到達旅社門口，主任正要發動全班去找我。後來阿爸去學校為我拿聯考成績時，主任還細數這一段故事讓爸知道，我很感謝生命中出現的這些貴人，都在我困頓失落時給我許多協助與勇氣。即便是合唱班的一員，我從來不知道自己有歌喉。一直到高三那一年，音樂老師的期末分數是要我們選一首自選曲，我找了第一部為主旋律的一首歌，自剛開始在洗澡時練習，到登台獻唱那一天，我也很驚訝自己可以完整唱完，也看到老師驚訝的表情，因為在這之前我都是唱第四部。大一時有好友失戀，我就在搭花蓮輪時在甲板上唱了包美聖的「悟於十九」安慰她，自此我才真正肯定自己有「歌喉」。現在只要是煮菜或洗澡時也可以高歌一曲，而且覺得很快樂，我也認為可以讓這個世界有音樂真是很棒的事。

沒有母親在身邊的日子，我們第一次體會到書裡說的「沒娘的孩子」的真正滋味，當時唸國一的大弟把吉他帶入我們的生活中，我們手足開始彈唱自娛，可是也都只能在天候不佳或關起門來才敢唱歌，因為隔壁的叔嬸（叔公的子媳）會語帶諷刺地說：「沒媽的也會快樂啊！」言下之意彷彿我們都不能夠有愉快心情或喜樂的權利。其實這種苦中作樂的本事也是承自父親，要不然日子怎麼過下去？我有印象以來，最沉默的階段就是國中一直到高中，幸好當時有幾位老師願意寬容我，讓我在自己的世界中去沉澱心情，甚至讓我以書寫的方式與他們在紙上對話，我國一時的陳碧珍老師教我「痛定思痛」的道理，高二到高三的鍾瑞鴒老師在週記上的評語寫得比我還要多，高二教數學的林正茂老師還想盡辦法，企圖挽回我已然放棄的數學，歷史老師丁筱和總是看得見我的優勢，加以勖勉，他們都是我生命中的貴人，給了我力量，也讓我學習承擔。有人說「上帝關了一扇門，一定為你再開一扇窗」，的確，人最不應該的就是自我放棄，因為旁邊總是有許多不吝伸出的援手。我也很高興阿爸給我們樂觀的性情，有他的示範在前，我們就有更大的能力面對生命給我的課題。

阿爸說我們手足不和，常常推卸責任，但是我們也有許多合作的經驗。我印象最深刻的是小弟六歲左右時所發生的一段插曲，他一向是我們手足向父親要零用錢的「第一戰將」。這個星期天父親已經熬夜兩天在趕報表，正坐在客廳桌前努力工作，我們就派小弟去要錢。小弟採用了他慣用的「要錢三部曲」，先是站在父親工作的桌邊說：「爸，給我錢。」爸連頭都沒有抬，他開始第二招，狠狠地跺腳表示不滿：「爸，給我錢啦！」阿爸依然神情堅定，不為所動，於是小弟走到客廳中間位置，坐在地板上，開始大哭。阿爸終於有了動作，他起身，走過小弟身邊，到客廳門前看看天空，然後走回來，到小弟身旁蹲下來，看著小弟道：「外面沒有下雨，你的眼睛怎麼下雨呢？」小弟還是哭泣不止，因為他知道革命尚未成功，後來爸就自口袋掏出一枚硬幣要給小弟，小弟沒有伸手接，為了維護尊嚴，反而拳起手，表示自己不受「嗟來食」，阿爸就將小弟的手指一一扳開，把硬幣放進他的手心，再將他的手指一個個扣回原狀，然後道：「趕快出去玩吧！」小弟一起身，馬上破涕為笑，加入我們慶功的行列。這就是阿爸典型的幽默！我後來發現我們手足們也幾乎有這一套自我幽默的本事，即便是大環境不佳，但是相信人的能力與韌力，事情終會有轉圜的一天，這樣的自我強度伴隨我們走過許多生命的幽谷。

「正向心理學」強調的就是看見優勢與希望，日常生活中也發現：可以將負面事件做轉念思考的，有較佳的心理健康。阿爸的幽默，其實承自阿公，阿公曾經因為大妹煮飯燒焦了，而幽默詢問：「妳用黑糖煮飯哪？」來化解尷尬，阿爸的生活哲學也是如此。我們都遺傳到阿爸的好歌喉，直到現在，不管心情如何，歌聲也是我們自我調劑的重要管道。

第十四章　照顧之責

生活中的確要有例行事件，也要有一些變化，要不然退休生活真的只有「等死」一途。小弟一直很堅持父親要自己照顧，但是後來卻發現生活作息無法正常，甚至影響到他的工作，最後他決定在家做電腦維修，以便照顧父親。但是小弟這樣的決定，卻讓他無法發揮自己所長，工作不穩定不只影響到他的生活、親密關係，還有對自己的自信。終於，小弟願意申請外勞協助照顧工作，但是必須要家裡有人，外勞也要加以訓練，而外勞的個人特質與服務品質，通常也不是我們可以管控的。

這一次回來，一進門就聽到爸在罵小弟說餓他，不給他藥吃，小弟說阿爸的手又腫了，可能過幾天就要去看醫生；阿爸的手腫跟他的作息有很大的關係，只要是不上床去睡覺，隔天不但血壓血糖飆高，手腳臉都會腫。上週是二妹回家，但是隔天阿爸就連續睡了兩天，因為前幾天他都是坐著打瞌睡。但是一醒來就上廁所，所以肚子餓了，就開始在廁所裡罵，最後的結論竟然是我們「故意」要這樣「養壞」他！小弟在廚房弄蔬菜湯，邊弄邊聽阿爸的謾罵、用詞嚴厲，連我都聽不下去，企圖為小弟說項，但是阿爸根本不理，我發現小弟都快要高血壓了，於是勸道：「就當他是胡說八道就好了。」我知道這一番話根本無濟於事，因為對一位長期在身邊照顧阿爸的人來說，身心俱疲，很容易情緒高漲，我可以體會他的心境。我只好扮白臉，告訴爸跟我們合作，趕快上完廁所，就可以去客廳吃東西、順便吃藥。阿爸終於慢慢有了動作，把褲子穿好，我準備了水要他洗手，但是他不理會，逕自走到客廳，我將水拿給他洗手，也誇獎他做得很好，然後請他先吃飯前藥、再吃飯，但是他將水杯拿兩次，沒有喝水的動作，我才細看：原來杯中沒有水，只是他為什麼不說沒水了呢？我就替他裝了水，看他把藥服下去。但是沒一會兒吃完飯後，他說沒有吃飽，我發現放在桌上的飯後藥他沒有動，於是請他吃藥，他說：「我會吃。」卻沒有動作，我就站在旁邊盯他，他很埋怨地道：「給我吃這麼多藥，我的身體會吃壞。」我說：「就是希望你身體好才會叫你吃藥啊！你不要把自己身體弄壞就不需要吃這麼多藥啦！」他又說：「裡面有利尿劑，為什麼這麼多？我會（把身體）吃壞。」我怕他又像以前一樣選自己要吃的藥吃，然後就把利尿劑給留下來不吃，就在旁邊看著，他就面露痛苦狀地把藥吃了，然後轉移話題，又重數小弟讓他挨餓的事。阿爸的生活功能是我們最關心的，之前當小弟發現一向勤奮、自動自發的阿公，突然之間要我們餵飯吃，他就說：「阿公可能不會活太久了。」當時我還認為他是烏鴉嘴，後來不及半年，阿公就猝逝。也許是因為我們當時知識缺乏，不知道照顧阿公的方法，到現在我們還是不清楚，只是會更小心。

因為爸說沒吃飽，所以我就弄了蔬菜給他，熱量較低，可以避免他血糖升高，也有飽足感，這也是小弟想出來的好點子。然後我將毛巾弄濕，要他洗臉，他很仔細地開始洗臉，也很用力，但是洗個臉就花了近半個鐘頭；然後我又弄了漱口水，請爸在睡前漱個口（因為他只有在醫院裡才願意刷牙），要他去床上睡，以免腳部又再度紅腫，漱口又花了半個小時。

這天下午人力仲介帶來印尼幫傭Wadi，是一位三十七歲，有兩個青少年孩子的母親，她兩年半之前來過台灣，待過三年，從今天開始她要成為我們家的一員，協助照顧父親。父親還很善意地詢問Wadi一些事情，也問她會不會說英文？我鼓勵阿爸跟她以英文對談，但是阿爸說年代已久，他忘記了。隨後Wadi與我就陪爸爸去看醫生，老爸還特別介紹Wadi給徐醫師，告訴醫生說以後可能由Wadi陪著來醫院，因此今天要讓她熟悉醫院的流程；醫師也說自己家裡也有一位印度幫傭協助年邁父親，我還開玩笑說：「醫生，印度的還沒有核准，你違法喔！」醫生就趕忙修正：「錯了錯了，是印尼才對！」。Wadi也談到自己六十五歲的母親也是糖尿病患，所以她很了解病患的情況，我要求Wadi儘量讓父親做他能力可及的事，不必要凡事代勞，她以自己母親的情況比擬，說這樣對生病的人較好，尤其父親老是說冷，外面攝氏二十幾度的氣溫，他還是堅持要吹暖氣！我們對於Wadi的表現很感謝，因為她是來幫我們的。在等待治療與檢驗的時候，阿爸就跟Wadi聊，也詢問了她的背景與經歷，我們也跟Wadi說，有人可以陪阿爸聊聊，對他的病情有幫助，她很同意。在請她用晚餐時，Wadi選擇去樓下跟父親共用，她說：「他會寂寞。」我很感謝她的貼心，接著的時間她都陪在阿爸身邊，同他談話，看他需要什麼。

我告訴爸Wadi唸過大學，但是沒有完成學業，爸就說怪不得她說英文；由於Wadi是第二次來台灣，所以還需要一段時間把中文撿回來，與阿爸的對話，讓她很快就可以做適當回應。經過一天的辛苦，阿爸果然睡得很好，腿部也消腫了一些，Wadi也注意到了，我說昨天阿爸應該很興奮，所以一直同Wadi聊天，他連在看電視時都沒有打瞌睡，而且還一直催我說要在Wadi住的房間點蚊香，要不然蚊子太多！Wadi也了解爸的好意。隔天早上，我與Wadi去叫醒阿爸吃早飯，順便要點眼藥與吃藥，阿爸一如往常賴在床上不願意起身，他說他可以躺著吃，不會噎著，但是我還是堅持他要坐起來，結果Wadi就非常有技巧地坐在父親背後，以自己身體的力量支撐父親，父親的表情呵，真是陶醉溫暖極了！像個孩子般偎依著Wadi。終於把藥與早餐吃了，阿爸就很放心地說要自己起身去廁所小號，Wadi就鼓勵他說「很好」，他也以不錯的態度回應我要尿快一點，趕快出來。下午一點多，我請Wadi叫父親起床，父親還對Wadi說：「小姐，我可以跟妳學英文，只是我是在中學學的，現在已經忘光了！」我把阿爸的話以英文轉述給Wadi聽，她笑得很開心。雖然小弟說現在還不能確定這位印尼傭是不是適合的人選，也許只是在頭幾天表現好而已，還是要戒慎恐懼，但是我很高興Wadi可以加入我們，分擔我們照顧阿爸的工作，而且她的貼心與勤奮很令我欣賞，家裡有的東西我也不吝與她分享。好玩的是Wadi看到阿爸亂七八糟的房間就有點受不了，直接就動手清理，她說：「可以讓阿公的活動空間增加。」可是阿爸卻習慣自己擺東西的方式，因為這樣他才容易拿得到，以前我只要動他房間的物品，不多久他一定會找我的麻煩，說東西一定是我錯放了，所以我請Wadi先不急著整理。

Wadi的加入，也讓阿爸的生活有了新的刺激，他似乎也對Wadi感到好奇，而他對待Wadi的方式，讓我看到父親原本良善的一面，心裡上很覺安慰。

> 人生的要務包括工作，愛與玩樂，不少心理學家都提到生活中要有「樂趣」，要不然日子難過，新鮮與好奇也與個人的特質有關，有些人喜歡按部就

班，因為覺得安全可預測，有些人卻希望生活中常有變動，才能感受活力。外傭Wadi的加入，讓阿爸的生活有新的元素加入，有人可以照顧他的衣食住行，的確省事也省力許多，雖然家裡多了一個外人，總是覺得不對勁，但是我們都要學會慢慢調適，我們也希望待Wadi像家人一樣。

第十五章　老年任務

阿爸一直以自己的學業成就與數學腦袋自豪，在日據時代可以唸到高中不容易，阿公是當時的台中一中畢業，後來擔任公職，儘管在威權殖民的時代，阿公還是儘量提攜下一輩，不管政治之事；後來父親與其手足也陸陸續續自高中畢業，父親是在高農畢業之後順利考上公職，所以他的生涯時間很長。父親也曾經是二二八的受難者，被抓去嚴刑拷打三天，自己都認為應該一去不回，後來竟然被釋放回來，後來政府有受難人補助，他也去請領，卻沒有通過，還曾經唏噓，不過我相信他只是要證明自己曾經有過的經驗而已！我們六個手足，只有二妹與小妹的數學較佳，我是國中受到老師的侮辱之後就放棄，後來當然很後悔，知道自己當時的選擇是錯誤的；阿爸有時候會有些埋怨，認為我們沒有全部遺傳到他的這個優點。

我記得自己小時候父親就經常出差，都是到偏遠地區巡視水利工程，連排水溝的水泥比率，他都會注意，也拒絕廠商招待，寧可去住親戚家，選擇當天來回，或者就去住廉價旅館。後來他提到因為如此，有時回到曾經監督工程的當地，會受到農民們的歡迎與讚賞，他就認為自己的堅持是對的。父親也許不是一個偉大的父親，但是我們也從他身上承襲了許多不願意放棄的價值觀與責任，即便是現在，我們的下一代也是如此。我記得有一回一家人出去吃涮涮鍋，我問老闆小朋友要怎麼算價錢？老闆就說：「比櫃檯高就要付錢。」天真的外甥女馬上跑去測量，很高興地回來道：「我比較高！」當時媽還道：「哎呀，妳怎麼說出來？」我嘉許外甥女的誠實：「阿嬤是不對的，妳對！」外甥女也一直執守著這個原則，雖然有時候會有兩難情境發生，但是她都可以接受考驗，我認為很了不起！看到我們家庭價值的傳襲，這就是祖父與父親給我的禮物，應該也是我們家的特色之一。

Wadi來我們家之後，我發現自己的睡眠品質比較好，也許之前是因為擔心，還有就是發現自己心力不逮。我打電話回去，小弟說阿爸坐在廁所的習慣又開始了，曾經有一天是超過十多個小時，雖然還會上床去睡，不過有時候醒來就兀自坐在客廳，Wadi也只好把藥與飯端進去廁所給他吃；小弟擔心爸養成這樣的習慣之後，就更不願意走出廁所了，可是我們又要按時給他吃藥，就必須去衡量孰輕孰重的問題了。

照顧父親這些年來，相信小弟必須要不斷面對做決定的問題，但是照顧這檔事不是提供照顧的一方願意或是出力就可以，而是需要被照顧一方的合作，父親通常很難做到這一點，這幾年他的情緒化也很明顯。雖然我偶而會以他之前教育我們的話語，企圖取得他的合作，可是現在成功的機率也不太高了。像父親這樣有自己的意見，我們在教導孩子時也希望他們可以有自己的獨立想法，在我們小時候，父親其實也很尊重我們的看法，不會強迫我們去做自己不想做的事，因此他可以容許大妹的許多新奇創意，當母親離家之後，我們這些手足們學會承擔不同的家務，沒有太多的推諉或逃避。這也印證了家庭系統論的說法，系統萬一出現結構上的調整，自然會有其他角色將失去的功能做補足。

我們不清楚為什麼阿爸喜歡待在廁所這麼長久的時間？之前的居家照護者說是因為阿爸的「完美主義」使然，所以即便上廁所也要「拉」得很乾淨才作罷！另外一個可能就是阿爸後來因為常常「來不及」而沿路「落屎」，他會抱怨自己老了，之前他還會在廁所裡「警告」我們要注意地面上的大便，也會在稍後自行去清理，只是現在他似乎也不管了！有一回他看到我在擦拭他房間門板下面的便便，似乎也不以為意。我們也發現阿爸的表情似乎變少了，這也是老年失智的一個徵狀，以往是解讀成「他不快樂」，現在才了解。在此之前我還以為父親是罹患憂鬱症，也許孤單太久，少了與人互動的機會，要不然他以前是很容易與人聊天的。我們真是忽視爸的需要太久了！

不在身邊照顧的人其實不好意思「吩咐」一些事情或提供意見，因為我們只是出一張嘴巴，小弟卻要做許多事。像是之前要阿爸去醫院的事，在外地的我們會著急，然後不斷以電話提供自己的想法，後來小弟也會生氣，語氣就顯現出不耐煩，我也明瞭他的辛苦。在阿爸身邊目睹阿爸的作息，也不免讓人覺得失望。他每天就是坐在電視機前，吃東西與上廁所就是最大的運動。看到阿爸的「不在意」其實讓我最難過，他不在乎今天星期幾，或是電視裡人講些什麼，不過前陣子選舉，他倒是很清楚問起，只是他說：「我沒辦法去投票了。」有一回我問起他電視裡的一則新聞，他好像沒聽見，我就再問了一次，他就回說「不知道」。後來我想想：對他來說，現在世界發生的事有那麼重要嗎？也許只有我們這些凡夫俗子在吵吵嚷嚷吧！不知道阿爸腦袋裡現在在忙些什麼，或是不忙些什麼？有時候我知道他心不在焉，因為沒有專注在電視裡面的內容，有時候看到他會隨電視裡的內容在笑，突然之間我會覺得很幸福！

以前阿爸會隔一段時間去台北看我們，當時他的活動力很好，也喜歡去探勘不同的風景，有幾次我與他一同去鄉間走路運動，他會告訴我他去過的地點，常常也會要我停下來觀賞一下風景，後來我出國繼續進修，就沒有再與父親一起同遊了。現在回想起來，覺得那一段時間真的很棒！

阿爸長久以來的生活方式就是「可以不動就不要動」，在他車禍受傷之後更形嚴重，我也看到自己其實害怕的是：「不動」與「死亡」之間的連結。我一直認為活著就是要不斷活動，不斷有事做，這樣才可以彰顯生命意義；但是人會老，老年也許就承襲以往的活動習慣，要改變真的不容易。理論上說老年是用來回顧與反思一生的「統整期」，也許就比較需要不動與安靜的沉思時間吧。

人類發展全程是從出生到死亡，通常我們注意的比較屬於發展前半段，卻很少去注意退休後的階段，加上現代人健康長壽，如何過好老年生活就顯得特別重要。老年期是生命的統整階段，許多人開始回顧自己的前半生，有沒有完成自己的夢想與責任？要不然就會有悔恨與沮喪。其實人生都是無數個「當下」所累積而成，認真努力活在當下，或許可以少一些遺憾。

第十六章　未竟事務

阿爸雖然是我們心目中的英雄，但是他也是一個平凡人，有一般人的愛慾情仇，我們做子女的在這方面也不能撈過界，多做些什麼。最近這些年來，我們開始會提到這些議題，偶而也趁機詢問父母親包括身後事的問題，只是他們之間的許多事情，還是得自己去處理。

在阿爸尚未被診斷為失智症之前，二嬸與三姑等父親的手足曾經建議，希望媽可以回來照顧阿爸，她們的說法是：夫妻畢竟是夫妻，老來作伴是當然。但是我們尊重媽的決定，她要照顧小妹的孩子，其實也不可能；而我也相信夫妻情份沒了，就不必互相勉強，何況老爸這個人真的很喜歡翻舊帳，現在他生病，對於過往歷史更是如數家珍，何必呢？我們手足的意見大概也是如此，所以連這個意見都沒有轉達。

前一陣子有一天，媽突然鬧失蹤，手機放在台北家中，人卻不見了！因為她還帶著小外甥女，我們就更著急，擔心她們是不是發生了什麼事？我打了所有該打的電話，甚至到苗栗她以往工作處，一直到清晨時二點多，打台北電話才找到她。我們嚴重懷疑媽又去賭博了，因為那一天教外甥女英文，發現她單字沒有背好，就略有指責，結果上小二的她回道：「我記牌比較快。」當時我們這些阿姨們真是傻眼！隔天大妹打電話去問外甥女，外甥女可能跟阿嬤套好招了，說是去「看拜拜」，我之後再打過去，先聲明：「阿姨說過誠實很重要，我現在要問妳的話妳只要回答『是』或『不是』就可以。」結果我問：「那天阿嬤是去打牌吧？」她在那邊就很模糊地「嗯」了一聲，我再問：「不是去看拜拜吧？」她就回道：「嗯。」掛了電話之後我知道媽一定會質問，隨後又撥過去，問外甥女：「阿嬤罵妳了是不是？」她回道「嗯」的聲音有點哽咽，我告訴她：「妳做的是對的，不必難過，即使是阿嬤做錯事，就是不對！」阿爸的婚姻是因為母親嗜賭而分手，我們的家也因此破碎，我不希望這個厄運繼續下去！

我們與媽之間的關係也經過諸多波折，後來選擇原諒是希望她可以有機會重新做母親，我們對她沒有太多的期待，但是也不希望她來「搞破壞」。以前在父母爭執不斷的氛圍下成長，其實我們沒有所謂的「完美家庭圖像」，取而代之的是許多的害怕，會擔心不知家庭何時崩解？而我們又該往何處去？國中時代是我的青澀少年，感覺很孤單，幸好還有同學師長的呵護，最重要的是有桂芸表姊的陪伴。父親當時是單親，帶著六個慢慢成長的孩子，他其實也沒有經驗，所以當他發現女兒們漸漸長大，就請住在附近的表姐（大姑的女兒）來幫忙。表姊是護士，她不僅像媽媽一樣照顧我們，還領著我去做女性內衣，我後來就如法炮製，也帶著妹妹們去買內衣。

我在考大學當天，自己一早就騎車出發，到距離半小時左右的學校去考試，第一堂課考完近十一點，我想先用個午餐，再去複習，沒想到自己做的便當一打開都爬滿紅色螞蟻，也因此沒有了胃口，到校門口附近看書，結果表姊找來，一下子就發現我，她說：「知道妳今天考試，我來接妳去休息。妳吃過飯沒有？」大考兩天，就是由表姐接送到她的宿舍吃飯、休息，所以才很順利。當她得知我考上的同時，表現得比我還要高興！我第一次上西餐廳，吃牛排，到山上去看野薑花，甚至騎摩托車，都是表姐帶領我們去做，她讓我們無聊的生活有趣，也鼓勵我們有勇氣去面對生活的挑戰。我要出國進修，表姐好高興，她說：「我自己沒念多少書，總覺得不如人，妳可以唸書就要更努力！」表姊的外表，個性都很優秀，即使只是高職畢業，在自己的工作崗位上盡職盡責，也是一位非常同理弱勢、很人性的一個人，之前有醫師追求她，她都拒絕，主要是因為自卑，錯過了一些好姻緣。在我回國不久，就聽說表姊生病，但是她的妹妹卻不讓我們見到她，甚至連她過世，我們都無法去表示哀悼之意！我知道，也把表姊放在心裡面，她是我生命中的貴人！現在我只要看到野薑花，就會想起溫柔良善的表姐，當時阿爸央請表姊來照顧我們是明智之舉，因為她讓我們可以跨出來，享受許多生活之美，我們也在她的呵護下茁然成長！

有時候想想父親有怨懟也是必然，因為他自中年開始就一個人要教養六個孩子，上頭還有祖父，經濟與心理的壓力都很大。幸好他還知道去求助，為我們找一些資源，老師通常是他最信任的。在表姊之前，大姑其實也幫了我們不少忙；大姑自己也幾乎是以單親身分撫養五個孩子成人，而且她很具傳奇性，我記得她自國小退休之後，還嘗試許多的行業，也換了一些宗教信仰，六十七歲那一年甚至去考汽車駕照，只是教練被她的倒車技術嚇傻了，不敢核發執照。大姑來幫忙，當然也會有一些唸叨，因為她的個性較急，不像爸慢吞吞，也許阿爸不喜歡，所以兩個人還因此吵嘴，後來大姑就少來走動了。我們手足也因為這些家庭變故的焠鍊，更明白人世間的現實，卻不失憐憫之情，我們也因此看到了比我們還要辛苦或弱勢的人；小學時候，只要我們告訴阿爸有哪位同學家裡很窮，甚至沒有帶便當，阿爸都會要我們多準備一個飯包帶去，他說有人比我們更辛苦，所以我們就應該幫忙。儘管成長過程較為辛苦，我覺得最大的收穫是遇到了許多認識與不認識的好人，他們都不吝伸出援手，讓我們可以過得較不失尊嚴，也願意繼續努力。前幾年，父親還會問我們是否與媽有連絡，現在問得倒少了；以前我被問煩了，就會反問道：「你們以後要埋在一起嗎？」阿爸就不說話了，我說：「要不要就要現在說，以後托夢我可能就不信了。」其實我知道父親怕死，也不喜歡我說與死相關的話題，但是我卻認為遲早都要面對。我記得他以前說怕痛，因此不要火葬，後來我說：「火葬很花錢，可能要找一塊地不好找。」我還舉了阿公的例子，幾年之後阿爸就可以接受火葬了，只是我不知道他是真的接受，還是口頭上說說而已？或許生死大事不應該這麼直接講，畢竟這是一種文化的禁忌。

每個人都有所謂的「未竟事務」需要去處理，完形學派注意到人身心靈的圓滿，因此特別提醒個人的「自我覺察」功夫。父親對母親的愛恨情仇，我對母親的情緒糾結，手足之間的關係等等，也都是我們面臨的議題與功課，到底母親是不是願意在生命終了之前與父親和好？或者是父親可以放下對母親的怨懟？這也都是他們自身的生命功課。

第十七章　孝道孝道

知道阿爸生病之後，二妹就開始規劃每家一個月輪流回去探望阿爸的計畫，二妹儼然變成「聯絡中心」，協調各家回花蓮的時間，因為小妹夫妻在大陸工作，而大弟沒有定期探望的想法，因此他們兩家就是以「插花」型態參與。儘管我們回到花蓮可以協助的不多，頂多只是買買菜、陪陪阿爸，但是心理上可以減輕小弟的負擔，而我們也可以聚在一起聊聊，重拾天倫。

阿爸又在廁所裡了，Wadi等了他幾個鐘頭，要讓他吃午餐，阿爸還在裡面磨蹭。兩點鐘了，我先用完午餐，就叫Wadi去吃飯，換我來勸阿爸出來吃飯。才敲門要說話，阿爸就先發制人：「不要再催了！我要把屁股擦乾淨。」

「已經擦乾淨了不是嗎？」我說。

「我擦乾淨是衛生紙上都沒有大便，乾乾淨淨。」爸說。

「我知道。」我說：「可是你要快一點啊。Wadi等很久了，你要讓她吃飯哪！」

「我快好了。」爸說。

Wadi下樓來，洗了碗，阿爸還在廁所裡。Wadi有點失笑：「還是在裡面？」然後她問我是不是要把飯端進去？我說：「再等半小時看看。」我也不想讓阿爸養成在廁所裡用餐的習慣。

我很感謝Wadi的幫忙，至少她來了之後，阿爸願意去房間睡覺，這樣子腳部的腫脹與疼痛就會減少，更好的是：她與小弟會一起研究要煮哪些東西，可以讓阿爸的血糖降低？前一天吃了什麼，影響血糖測量的結果如何？糙米熱量最低，可以讓阿爸吃的量較多，而少油少鹽，對全家人都是福音（但是後來發現爸是不能吃糙米的，會加重腎臟負擔）。我看到小弟氣色比上一次回來時好多了，也很欣慰！我們當然也願意回饋Wadi，她的手錶壞了，小弟跑了幾家鐘錶行要修，最後才宣告「不能修」，而我正好有一隻錶沒用，只需要更換電池就可以，就順便帶來給她，雖然我們說好「不要說是送她」，擔心她養成要東西的壞習慣，但是東西最後來還會是她的。

這一天阿爸在廁所裡待的時間，從下午近一時到隔天早上三點才進房去睡，他還抱怨說自己屁股擦出血來，我就說：「你連續擦了這麼多次，好幾個小時，不流血才怪。」Wadi隔天告訴我，而阿爸的血糖也升高到一四七（標準值是一三〇以下）。Wadi只給我看她所記錄的血糖值，只要阿爸睡眠不足，隔天的血糖也會很高！我曾經將番茄煮過，阿爸吃過飯的血糖也是竄升，後來與小弟研究，他就說番茄最好讓阿爸生吃，不需要煮過。小弟說自從Wadi來我們家之後，為了配合爸的飲食，以低油低熱量的菜蔬優先，結果他已經瘦了一圈，氣色顯然也好了許多，加上現在睡眠較正常，情緒上的抑鬱也減少。Wadi也說之前她在沙烏地阿拉伯工作，每天都是吃奶製品與肉，體重直線上升，試了許多減重方式都無效，但是來到這裡工作，減少穀類的攝取量，多吃蔬菜，現在短短一個月時間也少了兩公斤以上，她也很高興！

*

今天要看醫生，必須要在下午四點之前讓阿爸可以自家中出發，要不然又是送醫生了！前天晚上，我與小弟就開始在做「沙盤推演」，思考要怎麼說、怎麼做，阿爸才會如時與我們去看門診；另外我們還討論了是否儘快讓阿爸可以做白內障手術，因為他的視力越來越差了，只是阿爸的個性已經不是我們可以預測，我們認為最好的方式就是讓他可以先住院，然後藉由醫院裡面各項檢查的機會，以及醫師的威權，讓阿爸排入眼科手術的行程。到底可不可能成功？就要看醫師的協助與阿爸的配合度了。雖然我們年齡越長，更能了解生命的不確定性，或是不可預測，但是從來沒有想過即便是固定、應該的動作，也受到嚴重考驗！

＊

屋後有人的母親過世，一大早就進行告別式，我問Wadi知不知道他們在做些什麼？Wadi以為是辦廟會，我說聽其內容應該是有母親過世。我記得之前參加過一位朋友父親的葬禮，當時葬禮的主持人說了一句「以後就沒有爸爸可以叫了。」我當時聽了也是悲從中來。平常我們認為稀鬆平常的事，一下子不存在了，將是一件多麼可怕的變故！以前與好友談到身後事，總是說不希望讓活著的人太多負擔，也許就此消失，也許就將骨灰灑在不同角落，連墓碑都不需要。只是說歸說，屆時自己又能掌控多少？後來在閱讀自殺相關研究，也看到自殺率提升的原因之一是「認為自己是他人的負擔」，這也許與老人家的自殺率高有更密切關係。

我在對待父親的時候，容易失去耐性，想到自己對待下一輩的耐心似乎好了很多。這一天去鐘錶店換電池，與店裡女老闆聊起來，談到現在年輕人對於物質使用的價值觀，後來就延伸到照顧老一輩的責任，老闆娘提到自己每逢假日就會去買菜讓父母享用，但是父母親總是嫌「不必要，浪費錢」，她就會問：「你們真的把它扔了？」事實當然不是如此，老人家會省著用，裡面蘊涵著不捨與珍惜。我們也提到對於自己所出子女的疼惜有時勝過自己所從出的父母，她也同意：「是啊，我去市場常聽到說『這是我女兒或兒子喜歡吃的』，卻很少聽到『是我爸媽喜歡吃的』。」如果說父母親是因為年輕時對子女好，老年時卻無法享受子女的回饋，這是一種上天的警告嗎？怪不得我們有所謂的「孝親獎」，所要維護的不只是中國傳統的倫理孝道，更重要的是人性良善發揮的極致吧！

有Wadi的協助之後，小弟也較能撥時間讓自己繼續進修。只要忙完客戶的工作，他就會揹著背包去補習班看書，雖然已經年紀老大，但是他還是希望有自己的生涯發展。前兩年開始，他在朋友的鼓勵下開始接觸法律相關的資訊，自己買書開始看，後來也參加公職人員的考試，希望可以有個正當職業，至少可以減少心理上的負擔，畢竟他修電腦工作收入不固定，也可能會是阻礙他成家的一個重要原因；而我們也希望他可以儘快將以前所曠廢的時間補起來，因為歲月是不等人的啊！小弟說我們其他人都有自己的專業，像我教書做研究，還是需要不斷地進修，他之前也應徵過資訊相關的工作，很明白自己不想做技工的制式工作，當然只好去找自己有興趣的行業。

存在主義學派提到人的最原始焦慮是「不存在」，但是人生在世，儘管選擇有限，我們還是有選擇的自由。生命最重要的也是「體驗」，我們從創造、體驗裡去發現與建設生命意義，而面對的「態度」、甚至「受苦」，也都有其意義！
生命是會影響生命的，當我們與人交會，彼此之間都受到影響，我對於生命議題的許多體驗與感悟，也都是從日常生活中與人事物的互動中獲得最多！

第十八章　感謝

長大之後，發現每天可以把生活過得很充實就是幸福的事。小時候雖然沒有所謂的「生活哲學」，卻是將生活過得最不浪費的時段，行年漸長，發現日子過得不如意，主要是因為理想與現實之間的差距。探望父親的日子，雖然變成例行公事，但是也從中發現了許多以前不曾留意的事務。只要可以看到父親正常生活，即便是小小、不起眼的事，也覺得感恩。

今天陪著父親去醫院回診，也趁機做一些例行的尿液與血糖檢查。在出門之前我根本沒有把握父親可以如時出發，眼見時間越來越逼近，父親卻還在廁所裡待著，只要開門或出口催他，他就生氣、趕人出去，已經靠近下午四點，他還沒有動靜時，我就回樓上看書去了；沒想到幾分鐘之後，Wadi告訴我爸已經準備好了，我還再確認一次：「是妳還是我爸準備好了？」Wadi笑道：「是妳爸爸！」我趕快叫計程車，然後將所需要的證件拿了，順手拿一件爸的夾克，然後就與阿爸、Wadi一起走出門。可以在四點十五分鐘之前到達醫院，連我都覺得訝異，雖然等了一陣子，可是看到阿爸很安心，也就放下心了！

阿爸很高興見到他的主治醫生，還跟Wadi介紹他認識這位醫師的看診時間，徐醫師也很高興見到爸，但是對爸的腎臟功能卻不抱樂觀，尿蛋白持續升高，雖然他說最後一步是洗腎，但是不會在這一兩年內發生；接著我就要求以英文跟醫師對話，因為擔心爸聽懂了會抗拒，醫師也很配合。我要求醫生可能的話讓阿爸住院，這樣就可以以會診名義讓阿爸可以做白內障的手術。醫師與護士就馬上安排爸掛眼科，我們也很順利地讓阿爸做了手術前檢查，甚至安排好手術時間，也拿了藥。阿爸在離開每一個診間之前，都會對護理人員特別客氣，在這裡他也表現了他的修養。一天之內可以順利做完這些事，連阿爸在要離開醫院時也這麼說道：「今天很順。」我就加一句：「是啊，你願意合作就會很順。」然而只要護士或是有人問起他的身體狀況，爸有時候就會說：「人還是不要出生好。」我聽了就會很難過，阿爸覺得自己的人生很辛苦，早年妻子離棄家人，老年又受病痛所苦，但是我這個女兒聽了這一番話，心上為什麼好痛啊？

這天回到家後，我們先讓阿爸吃飯、服藥，阿爸應該很累了，所以我們預計他會早點上床。果然，爸吃著飯就開始打盹，要他去睡了，他又不願意，這麼拖拉又是一個小時！後來我乾脆將他的碗拿開，還把毛巾弄濕給他擦臉，雖然他很生氣，最後還是在Wadi的協助與勸告下去床上睡了，我與Wadi相對鬆了一口氣。也覺得頗有成就，畢竟可以這樣順利讓阿爸上醫院，沒有碰到太大的阻抗，是難得的經驗，我好感謝這些人的協助。經過前一天的熬夜到三點，今天又忙了一天，Wadi在阿爸上床睡覺之後也告退了，她說：「我先去睡了，大概十二點多他就會起床。」Wadi的確很盡責，也儘量配合阿爸的作息。今天Wadi還告訴我她見過我們的家人之後，認為我們都是很好的人，她也很喜歡自己目前的這項工作，希望五，六年之後，她可以在故鄉印尼開一個回收工廠，創造自己的事業。

Wadi說以前在桃園的工作，那一家人因為孩子小，常常假日會出遊，但是我們這裡人口少，父親又罹患失智，加上不太願意出門，所以出遊的機會不多。當然阿爸是很喜歡出去遊車河的，即便到了景點，他也難得下車來。小弟說如果週日天氣好，我們就載爸出去看看，上一回他去花東縱谷管理處應徵工作，還順便拿了一些介紹旅遊景點的小冊子回來，所以決定帶我們走一些地方。這樣的好消息當然要讓爸知道，才可以取得他的合作。我在前一天晚上就跟爸提，爸也很高興，我就告訴他：「你要上床去睡覺喔，腳不能腫，腫了就不能坐車。」阿爸聽了也開始合作，至少不會在廁所待太久的時間，只是這也要視其情緒而定。凌晨我聽到樓下有拐杖聲，知道阿爸起來尿尿了，我擔心他又在廁所打盹就下樓去看，所以就提醒他隔天要出遊的事，我每隔二十來分下來提醒，兩次之後他就發脾氣，我還是用緩和的語氣跟他說：「爸，早點上床去睡，腳就不會腫了。」我在床上一直未闔眼，直到聽到阿爸拄著枴杖走出廁所，然後「照例」打開廚房容器的每個蓋子，終於聽見拐杖聲往爸房間的方向，最後是砰然的一聲門關上，我才放心，看看錶已經是四點五十來分。阿爸因為服用利尿劑，晚上要起來上廁所，這自然會影響其睡眠；我們在他房內也準備了尿桶，但是他嫌自己瞄不準，要清理很麻煩，乾脆就起身上廁所較方便，只是有時候有尿意時已經來不及，會漏在褲子上，他就會抱怨；也因為這樣他寧可坐在馬桶上瞌睡，也不願又走回房間，擔心下一次尿尿又會有麻煩。我們後來給自己容易接受的解釋是：既然他還能走、也願意走，就這樣上廁所也好，至少可以做一些活動。

這一天儘管明確告訴爸要出去玩了，他還是拖拖拉拉到近下午一點鐘才真正要出發。小弟把尿壺等需要準備的東西搬上車，後來還因為忘了帶信用卡（以防車子拋錨時使用），又原車折回一趟。好不容易浩浩蕩蕩上路了，爸又要上廁所，所以我們就停在路邊，讓他可以站立尿到尿壺裡，後來他就說肚子餓了，我就把準備好的糙米飯糰拿給他止飢。因為天氣開始變化了，小弟也擔心可能無法如預期地到玉里去看二姑婆，就沿著海岸線走，還一路提醒阿爸看看美麗的景色。我發現小弟很喜歡看海，我則是對海有害怕的情緒。我在路上也忙著告訴Wadi一些相關資訊，Wadi說她其實在服務上一個雇主時曾經與雇主一家來過，她依稀還記得附近的景致與特色。

我們幾乎是幾個小時的時間都在車上度過，小弟開車是最辛苦的。我們決定到台東之後，就到成功漁港附近用餐，然後就折返。在一家餐廳前停下來，先讓阿爸去上廁所，阿爸用的是女廁裡的坐式馬桶，Wadi後來還要求他用肥皂洗手，阿爸一直在沖水，因為他認為肥皂沒洗乾淨。終於可以坐下來吃飯了，叫了五菜一湯，阿爸似乎不太滿意，但是這些菜都是在考慮他的病情才選的，豐富性自然不夠。席間，Wadi看到海參，這對阿爸來說是很好的食物，所以她就讓他多吃一些。吃過飯要往回走了，正好碰到一群食客，他們在談日前剛剛結束的大選，我告訴阿爸已經選出新的領導人了，他還堅持說：「我還沒有投票！」但是至少他知道兩方候選人是誰，可見他還是關心身邊的一些事情。

回程路上，天已經黑了，只剩下我與小弟是清醒的，雖然小弟叫我睡一下，但是我還是覺得同他聊天，讓他可以較安心開車比較重要，也提醒他累了就休息一下。後來在快到花蓮時，小弟就停下來，找個路肩停車處歇息，我也閉目養神，約莫二十來分，小弟才又重新啟動車子，往回家路上開，爸要求去附近麵店吃麵，我們堅決反對，一則是剛吃過飯沒多久，二來是麵食的糖份太高，阿爸一直提，後來小弟有點火，兩個人就有一些口角，但因為是小弟開車主導，當然決定權還是在小弟手上。回到家，Wadi就忙著為爸準備晚餐，還是以蔬菜為主，飯前測血糖高達一五九，也很令人吃驚，我們檢討應該是方才在成功的麵吃太多。小弟說他與Wadi常常在第二天就昨天的飲食內容做討論，只要發現某個食物可能造成高血糖，就必需捨棄，或是注意其份量，以確保阿爸的健康，這一點Wadi也做得很確實。

我要返回屏東當天，與阿爸確認他這一天要住院開刀的事，然後趕去車站。回到屏東之後，知道阿爸開刀順利也就放下心，小弟說阿爸眼上有眼罩保護，還要持續點藥，希望阿爸恢復期後可以有更高品質的生活。

心理學界有不少人以「原諒」這個議題做研究，但是沒有「感激」的研究，反而是我們國內的不少宗教與生命教育在提醒我們這些功課。如果「原諒」是放過自己，那麼「感激」就是讓自己更懂珍惜。阿爸在日常生活中很自然地就會說感謝的話，我們身為下一輩，初次聽還會覺得彆扭，後來也將這個學習用在與人的對待中。「感激」讓我及時對他人的協助或提醒做反應，也督促自己可以是他人生命的貴人。

第十九章　掌控權

小時候父母親站在保護的立場，對我們的生活有較多的掌控，然而隨著孩子成長，父母親也學著慢慢放手，因為孩子有自己的人生要經營。看到阿爸對自己的生活慢慢喪失掌控權，心理上很失落、也不安，我不清楚這是不是他要的生活？阿爸退休那一年，我正好大學畢業，接他的養家工作，當時他可以掌握我所有的收入，我也沒有怨言；後來我北上工作，負笈國外，偶而有稿費收入，就請託阿爸去郵局代領，對他來說可以有一些「貢獻」是很棒的，同時也可以與人維持互動與交流，不至於老化太快。

Wadi來我們家照顧阿爸近一個月了，阿爸也很依賴她，Wadi說阿爸吃什麼都會分一份給她，要睡覺前也會告訴Wadi自行去睡，Wadi說我們家的人都很好，我就同她聊起我們家孩子的成長過程，她也覺得很心疼。這一陣子為了重整樓下給Wadi的房間，小弟除了砌水泥牆之外，幾乎所有工作一手包辦，Wadi也幫一點忙，她說小弟似乎什麼都能做、也很辛苦。我再次看到小弟也發現他精神與外觀上都有血氣，也精神多了，他自己也發現到，而且跟著阿爸的膳食方式，他及Wadi兩人都成功減重。Wadi說她減重計畫已經執行多年都不見效果，但是來此一個月已經有明顯成效，自己也頗有成就感！

Wadi告訴二妹說她的下一站是到加拿大去，可以賺更多錢，早點實現她成立回收場的願望。人有願望真好，不是嗎？可以有努力的目標，生活就變得有意義。但是這是站在「生產」的角度來看，如果人老了，是不是就無用了？那麼，要怎麼過每一天呢？以前有位長輩曾經說道：「我每天看新聞，都是這些亂七八糟的事，不知道為什麼自己要每天醒過來？」也許是因為這位長輩太以國家大事為重了，即便是退休這麼多年，還是很注意實際的生活新聞，怪不得看不慣，也覺得了無生趣！

我回花蓮，一下廚就煮很多，許多食物都是用海碗盛的，我們家大鍋飯吃習慣了，後來各自獨立門戶，卻也無法改變這樣的習慣。小弟平日是外食族，但是我們有人回家就會心疼他的節儉，總是會替他「食補」一下，他也會吃得比較多，只是我們人一離開花蓮，小弟的生活又回復正常，甚至連放在冰箱內為他準備的東西，他也忘了去翻，要等到一個禮拜之後，另一個回家的人才會注意到；我因此特別拜託Wadi記得去「清」冰箱內食物，以免浪費。小弟的許多朋友也會偶而送他一些食物，他就是直接放到冰箱內，我在花蓮的時候常常問他冰箱裡某個東西是什麼？他有時候也忘了，還要想一陣子，才記得是誰送的什麼東西，因此如果在冰箱內看到去年掃墓時所用的牲禮，就一點也不奇怪了。

阿爸使用冰箱的方式與小弟有異曲同工之妙。阿爸平日也會買一堆食物存放，而且他「堅信」冰箱是現代的偉大發明，只要東西一放進去，就不用擔心會敗壞，這可能源自所謂的「客家」節儉精神。以前我們只要把東西自冰箱清出去，就會討來一頓好罵，爸認為我們生活不知辛苦，可是東西味道都不對了啊！阿爸依然堅持，因為他會吃，我們則是怕生病、不衛生。相形之下，小時候的物資貧乏，的確應該有惜物之心，只是也不能不管後果吧？

*

我只要一回花蓮，就不能在晚上好好睡覺。Wadi忙了一天都沒有休息，我還偶而可以睡個午覺，因此到夜晚我就在客廳的臨時床鋪上睡，一聽到樓下有動靜，就會下樓查看，擔心父親可能需要幫助，或看他需要什麼，至少可以催他上廁所的速度快一點。有時候阿爸會不耐煩，我還是隔了一段時間之後去查看，跟他說說話，或是叫醒他不要睡著。回到花蓮我變得淺眠，容易清醒，只要稍有動靜就會醒過來，通常早上我會出去買早餐，希望變更一下口味，因為小弟會要求Wadi煮菜，而阿爸可以吃的東西有限，小弟與Wadi的飲食當然也一樣。Wadi來的第二天，我買了鮪魚吐司，請Wadi拿給爸吃，爸靠著Wadi在享用時直呼「好吃」，我卻有想哭的衝動，一來是因為阿爸還有食物鑑賞力，二來是因為他可以任意吃東西的權利已經被大肆剝奪了。我為了讓阿爸可以多一些新鮮感，變換許多菜色，對阿爸卻不一定是好事，因為他的血糖飆高，我提供的食物就不能辭其咎，到底怎麼做最好？我其實也很為難。

回到屏東工作，常常打電話回家，希望可以跟阿爸說上話，但是他不是在廁所，就是上床睡覺，最近聽說他的體力又變差了，小弟就讓他喝一些雞精來補充，可是雞精有普林，對阿爸的風濕有負面作用，小弟問我：「那要怎麼辦？」我也答不出來。

以前我跟阿爸的感情很深。小時候因為家境清寒，卻不願意承認，所以常常是由阿爸用鐵馬載我去文具店看書，他會在前面跟老闆聊天，我則到後面去翻書看，看完一個段落，我走出來，阿爸就會隨手買一些比較便宜的文具算是交代，然後與我一起步出文具店。因為母親對我打罵，我常常懷疑自己不是阿爸親生的，有一次去書店前，我在後座問阿爸：「爸，我是不是你生的？」爸問：「妳怎麼會問這個問題？」我不知如何回應，後來到一家新開的書店，老闆迎面就問：「這是你女兒？」阿爸回頭對我笑了一下，我知道這個笑容的涵義：連外人都看出我們是父女了！有時看到父母親吵架，阿爸總是那個讓步的人，而且還要對媽好言好語，甚至要邀請她去逛街，我那時都覺得阿爸很「孬」，不像是個男人！只是阿爸真的也無處向人訴苦，他也不會告訴我他跟媽之間的事情，只是一個大男人，打架老是輸，被老婆壓得死死的，跟他平日吹噓自己有柔道四段，簡直有天壤之別！

小弟說最近阿爸又開始睡很多了，應該是尿蛋白的問題，他說十八號要去回診，我說也許先請教醫師一下，看這樣的情形正不正常？其實上回陪同爸去看醫師的時候，醫生也提到這一點，考慮用類固醇來降低尿蛋白，但是因為使用類固醇會降低免疫力，之前阿爸自行停藥，所以尿蛋白就壓不下來，第二次使用，阿爸就出現蜂窩性組織炎復發的情況，因此醫師擔心這樣對爸反而不好，所以就沒有用藥。如果尿蛋白持續升高，阿爸的腎功能就會大受影響，可能要提早面臨洗腎的問題，這也是很難做的決定。因為阿爸常常去睡覺，他的作息時間變得很正常，只是早晚兩次利尿劑的後果造成他晚上每隔一小時就會呼叫Wadi，要起床尿尿，讓Wadi的睡眠也受到影響。二妹回花蓮之後，也擔心這樣會讓Wadi的壓力太大，不能待得太久，所以建議小弟是否可以將利尿劑放在早午兩餐之後服用？醫師也建議過，只是小弟認為這樣會讓阿爸的營養流失太多，對阿爸的健康有負面影響。唉，我也不知道該如何了？彷彿以前做決定都可以思慮清楚，一切容易，現在為什麼這麼困難呢？

以前我們念書或是大大小小的決定，都是父母親做的，我們只有遵從的份，曾幾何時我們掌握了主權，可以自己做決定了，卻也發現做完決定之後的責任是要自己負責的？現在回過頭來要替父親做決定，卻必須考慮到那麼多，甚至最後要做輕重的權衡，決定是越來越難做了。像近兩年我們決定「輪流回家」看父親，這樣的決定是二妹先開始思考的，我在之前只是用道德勸說的方式，沒有強迫的意味，因為畢竟不是每個人跟我一樣，認為與父親的關係很親密，因此每個人所要維持的分際，也該由他們自己拿捏。後來二妹的意見獲得附議，我們也開始執行；家裡面有的決定，也不是由我獨自承擔，雖然偶有失落，好像自己的分量減輕了，不過有人分擔總是好事。

存在主義強調人的「責任」，因為人有選擇的自由，因此也要承擔隨之而來的責任。現實學派之前以「控制理論」為主軸，後來也發現，其實應該是「選擇」最重要，一般人希望自己的生活可以獲得某種程度的掌控，這樣會較自在，主要也是因為安全感之故，只是「控制」與「安全感」有時候也是面臨抉擇的條件，到底我們是要犧牲掉一些安全感（或掌控感）來換取成長與冒險？還是停留在原地？

第二十章　珍惜

父親罹患失智症，我們都很自責，責怪沒有及早發現，也不知道適當的體諒。每一回回花蓮，我都抱持著珍惜的心意，希望可以多一些與父親相處的時間，讓他的生活多一些變化，而這些也都將是我以後的珍藏記憶。照顧阿爸的事情都極為瑣碎，但是都是必須，有時候會勾起我們一些回憶，感受會特別深刻。

這一次回花蓮已經快隔一個月了，因為學校的事務繁忙，雖然可以回家待的時間長一些，但是次數還是太少。小弟說因為爸晚上吃利尿劑，必須常常呼叫Wadi起床，可能因此讓她早上精神不濟、壓力增大，所以就將利尿劑改在前兩餐飯後，因為阿爸吃飯時間不定，所以就以間隔三至四小時來算。上回去醫院看檢查結果，醫生說爸的腎功能在退化，本來小弟擔心阿爸體力不佳，所以就用雞精來補充他的體力，也給爸較多肉食，但是醫生說肉類會增加他的腎臟負擔，因此只好又將食物的種類與分量做一些調整；小弟吩咐Wadi一天只有一餐中可以有肉，其他均以蔬菜為主，雖然洗腎可能是遲早的事，我們當然不願父親受苦，可以將它延後就儘量做。至少爸的氣色好多了，沒有上次看見的蒼白，也知道回應我的問題，我也覺得安慰。我後來看Wadi給爸的食物，發現幾乎餐餐有肉，就問她：「這樣是不是太多肉類了？」她搖頭解釋道：「魚肉（fish）不是肉（meat）！」我才了解Wadi將小弟所說的「肉」的統稱區別化了，弟的意思是只要是「肉類」都要減少！

向Wadi詢問阿爸最近的情況。她說最近一兩天爸的記憶有點衰退，好像記不住事情，會一直重複做同樣的動作。像我昨天夜裡回家，直接到廁所去問候他，後來還拿了一個聲控玩具去逗他，也的確引起他的注意，我問他：「為什麼會這樣？」爸說「裡面有什麼東西。」後來他進房要準備就寢，很認真地做刷牙動作，同時也開始抱怨。我要他趕快刷好牙就寢，但是他後來又去清理他放在床邊的尿桶，擦拭地非常乾淨，我說夠乾淨了，但是他不同意，還說他叫Wadi替他清，Wadi不理他，他只好自己來。過了一個鐘頭左右，我再去房裡看他，他已經尿了一些，繼續清理尿桶，既然他愛做就讓他做吧。今早醒來，發現爸還在睡，Wadi叫我不要去吵他，因為今天早她起來時，發現爸的腳又腫了，臉也是，因此就讓爸躺回床上，也先讓他吃了早上的藥，至少讓爸躺著睡覺可以減緩一些身體徵狀或不舒服。我九點多去買了早餐，有一份爸喜歡吃的蘿蔔糕，希望不會讓他的血糖飆高，我就問了Wadi，她說應該沒有問題。看到阿爸吃一大推味道清淡的蔬菜，我會覺得很有罪惡感，因為不能讓他吃喜歡吃的、好吃的東西，這是作子女的不夠孝順，只是之前爸身體還不錯的時候，我就提醒他要顧及健康，不要吃得太多，現在他生病，視力也不行，甚至剝奪他平日的兩大嗜好——吃東西與看電視，我的感受很複雜。健康不是口頭上的關切就好，應該要身體力行，只是對方也有選擇的自由啊！

其實我覺得我回家也沒有多大作用，因為許多事情都有Wadi幫忙，之前我還可以煮些食物，現在不敢下廚，因為擔心自己烹煮的東西會妨礙爸的健康，但是想想爸、小弟與Wadi三人，每天吃的東西口味都很淡，雖然健康，但是還是有一點遺憾。我常常回花蓮時會把一大堆工作帶回去，有時候要做的論文，閱讀的東西都有時限，因此只有偶而下樓去看看老爸。今天早上聽到有竹掃帚聲，自窗戶望去，看到屋後的老伯在掃地，與阿爸差不多年紀的老人家卻有不同的生活型態，這也印證了之前我讀到的資料：儘管老年是一個人生過程，但是每個老人都是不同的。

小弟跟我提爸失智症的藥。目前因為診斷是中度，健保局還支付藥品費用，但是半年後需要再度做診斷，如果發現沒有效用，可能就停止給付；我問：「為什麼沒有改善就要停藥？也許是維持現狀呢？」小弟一時之間無法給我可以了解的解答，我說即使健保不給付，我們還是要自費讓阿爸服用，但小弟說藥物的使用效果以一年半為準，也就是失智症的藥物效果只持續一年半，之後就沒有什麼效果，如果一旦停藥，情況就會快速惡化，他要我們都有所準備。認知上我當然知道爸不會跟我們一輩子，但是情感上我不知道可不可以放。

最近美國影星切爾登希斯頓也是自二零零二年被診斷為失智症之後，繼續生活了五六年，還是抵不過病魔，之前美國的雷根總統也與老年癡呆症奮鬥了十年。在雷根總統的喪禮上，他的長子麥可講了一段父親的故事。他說當時父親已經不太會認人，可是他每天還是會去探望父親，進去時會與父親來個擁抱，離開時也一樣；有一次，他要離開前、走到門口，卻看見父親展開雙臂向他走來，後來他才了解：原來父親是提醒他要來個擁抱！即便父親已經認知能力退化了，但是還記得這樣的溫馨動作！我當時在報上讀到這個故事之後，正好去參加一個關於父親的研討會，於是就在開場白時用了這個故事，當時現場上有好幾雙紅了的眼睛。我想，即便父親的認知能力退化了，他還是我爸爸，我也希望自己可以像麥可一樣，仔細紀錄父親的點點滴滴。

Wadi說父親是個善良的人，雖然偶而會發脾氣，彷彿對自己人生的不滿意，但是他是一個好人。我同意Wadi的看法，阿爸是一個很有善心的人，即便生病，他對於照顧他的Wadi也很關切，只要自己有東西一定會分給Wadi一份。我跟Wadi談起爸身為單親的許多痛苦，相信Wadi也能夠理解，因為她也是一個單親媽媽，只是她說：「可是養六個？」因為她只有兩個孩子，我說：「這就是最辛苦的地方。」其實以當時的情況來說，要餵養六個孩子，父親其實犧牲很多，像是擔心孩子不能像其他的孩童一樣吃到好吃的，阿爸就會犧牲自己。我跟Wadi提到以前爸以公務員的微薄薪水要養一家九口，幾乎都是借貸度日，甚至買橘子只能買兩顆，一顆是給祖父母，一顆則給孩子們；因此我們就很在意橘子的瓣數，如果剛好是六的倍數還可以均分，一旦數目不是如此，就需要「喬」一下，這也是阿爸認為公平是很重要的原則。父親不是一個會常說教的人，他也不會以「我是為你好」做擋箭牌，然後教訓人一大堆，我從父親身上學到的比他告訴我的還要多很多。Wadi還是有一些較為傳統的觀念，像她說自己擔心老了沒有人可以依賴或照顧，我說目前連許多先進國家對於兒童的照顧都多於對老年人的照顧，基本上照顧老年人還是家庭的責任。Wadi說她之前也是很照顧自己的祖母，當許多孫子都不理會祖母時，只有她願意去聆聽，我想照顧人的確需要特別的耐心與責任感，尤其是照顧像爸這種生病的人。

下午三點多，阿爸自廁所出來，我說：「你要是累了，就去睡個午覺，精神會比較好。」阿爸就點個頭，後來四點多他果然就進房睡覺。Wadi說老人家就是這樣，晚上睡不著，白天去一直打瞌睡，我是擔心萬一他的作息與Wadi相差太多，可能會造成

Wadi照顧上的困難，Wadi說「還好」。傍晚時分，有一位阿爸的中學同學打電話來，提醒翌日早上的同學聚會，老同學可以聚會也是阿爸嚮往期待的事，只是他的身體狀況不容許他在外面太久，可能也無法享受那裡的美食；我雖然口中說會告知阿爸同學會的事，心裡卻早已有了定見。老人家是需要社交生活的，阿爸的同學聚會似乎也意識到來日無多，所以從以往的一年一聚，到後來的三月一聚，現在的一月一聚。之前阿爸還會感慨同學會來的人越來越少，每次聚會回來都會提這個月誰又生病或往生了，我們也不喜歡聽這些悲傷的消息，總會打斷叫他不要再說下去，現在也許就忍受聽一聽了，因為也沒有什麼好消息會發生。

跟小弟去附近的黃昏市場買菜，在車上小弟提到阿爸延誤診斷的失智症，是我們疏忽，阿爸自己也有責任。醫師早在多年前就已經叮囑爸的血糖太高，但是他不以為意，後來經過車禍之後，他將自己的腳腫視為車禍後遺症，卻沒有想到應該是糖尿病引發的腎疾，所以才有排水的困難；阿爸的飲食習慣也沒有改善，他還是很喜歡吃，飯量也大，有一陣子甚至是以糖水來解渴，小弟說他就不買糖了，卻沒有料到其實爸當時情況就不太正常，等到確定是糖尿病，一下子就很嚴重，但是阿爸依然很固執，不輕言就醫，而我們也缺乏警覺性，才會延誤到現在。唉，現在說這些都沒有用了，因為事實已經這樣，只希望阿爸的晚年不用太辛苦，也不要受病痛折磨。

我讀一位老年醫學科醫師紀錄與失智症父親相處的最後幾年的書裡有一段話，他說失智症最後是認不得人，神情會很狂亂，他希望自己父親的失智症不要進行到最後階段，希望帶走父親的是其他的病因。我看到這一段就問自己：我也這麼希望嗎？如果可以選擇，也許吧。

我們在一般的日子中比較不會去思考珍惜，等到失去之後，才恍然需要做這樣的動作。小時候遭受到父母爭執、家族不和，也都視為是生活中的應然，我們只有努力面對，不將它們視為「創傷經驗」。阿德勒學派提到的早年經驗的解讀其實反映了我們的生活態度與人格，有些人會較往負面方向思考，有些人不會。生活中的許多事件，讓我們提早學習到生命的現實，但是沒有毀損我們對於生活的熱情。感謝生命中有父祖，桂芸姐，以及許多師長，甚至陌生人的協助與鼓勵，讓我們更懂得珍惜與奉獻。

第二十一章　變化

我們以為新來的外傭很負責，因為她似乎也知道我們所在意的，給我們很好的回應，所以就加深了我們的信任，也因為阿爸生病之故，我們以為他所說的不是事實，但是當我們發現外傭其實在很早以前就有一些不尋常的行為時，真是痛心難過，也想到阿爸之前受她的對待，可能都只是我們所聽到的一面之詞。

睡了三個多小時的午覺，我先去叫醒爸，因為擔心他睡太久，會妨礙晚上的睡眠，但是爸賴床，不願意起來，後來換成Wadi去催，爸就像孩子一樣跟她撒嬌：「讓我再睡一下嘛！」Wadi說：「好，再睡十分鐘。」爸抱怨道：「怎麼這麼短？」Wadi走出爸的房間描述始末給我聽，我也覺得很好玩！至少阿爸知道十分鐘很短，以前的阿爸不會撒嬌，生病反而讓他機會展現性格的這一面，我可以接受。一個人即便成年了，還是保有不同面向的自我，不一定非得每天板著一張成人或老成的面孔，要不然真是太辛苦了！我自己是阿爸的孩子，可以在他面前任性、耍賴，但是他卻沒有對象可以讓他表現這一面，如果他有老婆，也許還能夠。Wadi還是說服阿爸起床了，阿爸先去廁所，然後就問Wadi他要吃什麼？Wadi告訴他已經在客廳準備好了，阿爸就緩緩走過去。

昨天早上阿爸還跟我提說煮的玉蜀黍很好吃，上回住在隔壁的老婆婆送給他吃，滋味真好！我說好吃也不能吃太多，我也希望可以買一些回來給阿爸享用，只是他能吃的真的不多。今天早上起來，阿爸還躺在床上時說：「我做了一個夢，夢見帶著泰安（小弟）去〇〇上學。」爸說的學校名字是錯的，我不知道為什麼？也許他還記得自己與兒子親密的時光，我想這是好事一樁！我回家的這一段時間，阿爸的生活很正常，早上八點多起床，中午會去睡午覺，晚上大概午夜之前會去就寢；早上我起來時，常常就會聽見客廳裡播放的光復前日語歌，這是Wadi早上做的例行工作，她會先播放音樂，替阿爸量血糖，吃飯前藥，然後給阿爸一些食物，接著阿爸就會上洗手間，回到客廳去吃早餐。我會先問Wadi阿爸的血糖值，與她討論一下昨天吃的食物適不適當？偶而看到阿爸坐姿不正，就會要求他做一些調整，或者問他歌詞的意義，或是電視裡出現的一些臨時問題，阿爸回應得看他的心情，我們也慢慢可以接受。

今天阿爸的心情似乎不佳，他不要我們打擾他：「給我休息好不好？」我也尊重他的意見。只是問需不需要將電視關掉？他就說：「不需要！」Wadi在一邊聽了也是暗笑，我只是聳聳肩。只希望可儘量跟阿爸做溝通，因為目前他還是神智清楚，會認得人，以後就不知道了。我記得以前去一所學校談自己正在做的父親形象研究，也談自己的父親，在場的是師資班的學生，也許因為來的人有不同的成長背景、或是動機，因此整個會場相當溫馨，也有不少人分享自己的經驗，感覺上大家對父親的情感是很濃郁，卻很少有機會表達。我們小的時候阿爸常常跟我們對話，他都是基於為大局著想，委屈求全，等我們年紀稍長，比較清楚父母親的關係，也會有「選邊站」或是批判不對的一方，但是阿爸還是希望家和萬事興。成人之後，我們了解家家有本難念的經，雖然可以有完整的家依然是我們的冀望，只是也充分感受到雙親不和，子女被夾殺的苦境。

過一會兒，阿爸說他的背癢，要我替他抓抓，我就用乳液替他擦拭背部，他不高興，覺得溼溼黏黏的不舒服，但是的確讓搔癢感減少了，他說：「還是抓一下比較好。」阿爸背部癢，主要是因為缺乏油脂的關係，加上腎疾之故，因為他在室溫二十幾度時，還堅持使用暖器，有時候Wadi會偷偷將它關小一點。Wadi說她曾經兩度企圖說服阿爸出去曬曬太陽，但是阿爸就是不願意配合，如果要上醫院，他還可以合作，至少這一點目前讓我們比較放心。

阿爸看到電視上重播的黃梅調電影，就開始跟我聊，他說故事最後是梁山伯變成蝴蝶飛走了，我說他記得很正確，他就說那部電影看了好幾遍，我說小時候你們帶我去看的，我那時候還太小，但是記得裡面的情節，後來他就提他一位朋友夫妻不和，那位朋友就連續看了「梁山伯與祝英台」好幾遍，後來爸還教我：「祝是『慶祝』的『祝』。」我看到爸認真的神情也很感動。

要給阿爸吃的食物，我們自己要先試吃過，如果糖份不高，或是不鹹，才敢拿給阿爸。今天是星期日，我提醒阿爸有個日本固定的歌唱節目在NHK台，但是時間忘記了，爸就要我轉到那一台，因為時間不對，所以沒有出現那個節目，爸就說：「沒有啊！」後來是Wadi提醒十一點才有，我就請爸等半個鐘頭。阿爸在下午吃飯時，還嫌其中一種青菜太硬，後來Wadi就要他不要吃了，改吃番茄，我後來就拿了兩個紅麴餅乾給他，可能是因為新鮮的東西，他三兩下就吃完了，也沒有要求再更多。看到Wadi始終陪在爸身邊，就連爸在聽日本歌曲，也讓電視開著，阿爸是在聽音樂，Wadi就看她的無聲電影，也是一個奇怪的組合，她說她喜歡中國的武術電影，像李小龍、成龍、李連杰都是她的偶像。

爸跟我說她要Wadi替他擦尿桶，Wadi不願意，讓他很生氣，所以只好自己擦，我當然知道阿爸說的有部分事實，Wadi的看法跟我們一樣，希望阿爸可以自己多動手做一些事，而不是完全仰賴他人接手。像是阿爸上大號，會花很多間擦拭自己的臀部，他擦拭的方式是站起來，然後躬腰，自下往上的方式擦拭，我們都很驚訝一個八十歲的老人家竟然可以做這樣的姿勢！當然之前阿爸也曾經要求Wadi替他擦拭，但是我們不要Wadi這麼做，只請她在一邊待命，萬一阿爸如果血糖太低，突然暈眩，就需要有人在一旁協助。沒想到Wadi竟然不知變通，不管父親的實際情況，也不伸手幫忙；原來父親已經擦拭過，但是因為那個姿勢耗費他太多體力，於是他就坐下來休息，但是過一會兒，他自己就忘了，以為還沒有做善後動作，所以就又擦拭一次，這樣連續擦拭自然因為用力過多，造成皮膚上的傷害，後來小弟抓到Wadi竟然將父親的呼叫鈴置於層層棉被底下，後來還將電池拆卸下來，Wadi卻聲稱是機器故障，但是試了其功能都很好，還特別換了新電池，當時小弟警告過她，不可以再犯，但是事隔幾週，當時輪我回家，我在樓上聽見父親的呼叫鈴，但是Wadi卻充耳不聞，我還想是因為她白天照顧父親太累，讓她休息、不要吵她，自行去父親房間處理。那一回之後，我們仔細去計算父親使用呼叫鈴的次數，一週不會超過兩次，但是Wadi的反應卻讓人很難過、失望，這也是我們懷疑Wadi的專業與服務品質的開始，後來情況更嚴重，連隔壁的老婆婆都看見Wadi的態度惡劣，小弟才與朋友一起來裝置攝影器材。

這一週輪二妹回去，他們還帶阿爸去太魯閣一趟，因為阿爸喜歡遊車河。只是二妹說：「整天就是開車，（阿爸）也不下來走走。」她是體貼小弟開車的辛苦，而小弟平常忙於工作與唸書，他還會思考到父親的需求，真是難為他了！大妹來電說分攤Wadi的費用目前有變，原本是大妹、二妹與大弟各分擔七千元，現在大弟說自己財力不足，大妹也就相信，說要請小妹一起分攤，我說這一檔事我不管，因為我還是每個月照樣寄給阿爸二萬元的生活費，其他的費用細節，他們去協調負責。

這一天讀到Time雜誌上一篇Nancy Gibbs寫的文章，裡面有一段話是：The light of death. We try not to look too closely. But the day I lost my father, I found the gifts that grief can bring.（死亡的光芒，我們試著不去仔細看待，但是那一天當我失去父親，我發現了悲傷可能帶來的禮物）那一天夜裡我夢見自己活到五十一歲，醒來之後就在想：那麼，在此之前我有什麼事應該要去完成的？我的生活會有所改變嗎？得到的結論是：我還是決定這樣過生活。一個人只有一次機會死亡，父母親的逝去會是我們最近身的死亡經驗。我不在乎該怎麼死，我只希望自己活著沒有枉費。

完形與存在主義學派都強調人「自我覺察」的重要性，唯有覺察才知道自己要在生命中成就什麼？如何創造屬於自己獨特的生命意義與型態。我很欣賞存在心理大師Yalom的生命紀錄，他會以不同形式的方式，書寫自己對於生命的領悟與觀感，一直到最近，年逾八十的他還有新書出版，隨著生命的進程，他也讓我看見生命的真實與道理。

第二十二章　知命與認命

我們家人很少談自家的故事，父母的不和由來已久，我們也不願意多談，而大家很同心的一點是：沒有責怪與怨懟。現在，我們每個人都過著不錯的生活，也更能感受手足之間互相守護的情感，父親生病反而讓我們感受到一種恩賜與感謝。

阿爸有不同的情緒，雖然他還是很固執，有時會耍性格，但是可以看到阿爸笑，甚至這一天聽到二叔因為脊椎開刀住院，他的情緒似乎很低落，只是他也不知道該怎麼表示？因為他明白自己目前不可能去台北探望。小弟倒是很快做了決定，在我返屏東當天，就啟程去台北醫院看望二叔，因為二叔對我們家仁深義重，阿爸多次住院，他都親自來探望，而且還協助看護工作。

二叔一家與我們最親，雖然他與阿爸在一塊，常常就會鬥嘴，但是兄弟情誼是很深的。男人之間不會說一些溫柔的話，但是他們都是「刀子嘴，豆腐心」，許多的關愛都習慣以行動表示，而二叔深受日式教育的影響，很重視禮節，他認為做人就應該這樣，才能夠維持和諧。我在返回南部的同時，小弟也特地北上去探望脊椎開刀後仍住院療養的二叔。二叔一家對我們照顧許多，雖然他的個性較急，在事業發展上不是很如意，但是他對待長輩與我們這些小輩的用心，我們都能體會，他甚至資助我完成博士學位。隔兩天，我特別回台北去探望他，他已經可以下床獨自行走，只是還想出國去做生意，二嬸在一旁聽了只是苦笑；二叔已經七十多歲了，可以再這麼跑幾趟呢？但是他的傳統想法裡還是認為男人應該要持續工作養家。二叔當時還說要我打電話傳給爸安心的訊息，他也擔心阿爸會掛念，當天晚上我掛電話給阿爸，告知他二叔將要出院的消息，請他安心。我臨走之前還告訴二嬸，也許也該讓二叔做一些心智方面的檢查，可以提早防範，我當然了解二嬸的不情願，二嬸後來也說會安排，只是擔心二叔會發現、發脾氣。

日前三姑將紐約小叔寫給小姑的信影印一份給阿爸，阿爸看了以後也有一些情緒，他說：「明知道我念日本書，寫那個中文看不懂。」小叔說他兒子今天研究所畢業，也找到了工作，現在他急著為兒子物色未來伴侶，還千里迢迢來信要我們幫忙，我說這種事我們怎麼幫？年輕人有自己的想法，自己去找比較合適，但是阿爸還是認為有責任。

我播放一位男歌手的歌給阿爸聽，他還記得歌手的名字，然後憶起一週之前小弟載他去郊外，當時車上播的也是這位歌手的歌，阿爸說他記得一首歌很好聽，只是不記得歌名了，我猜測了幾次，阿爸說不記得了！後來小弟就說：「是那首『我在你左右』啦！」我當天下午就去買了一張有那首歌的CD；我們希望阿爸可以記得更多，特別是更多讓他快樂的記憶。就像Wadi每天早上都用阿爸喜歡的日本歌曲當作起床號，然後讓阿爸在用早餐時可以聽歌，這是Wadi告訴我的，但是後來陸續有家人觀察，卻發現只是Wadi的一面說辭。

父親的記憶慢慢會退化，小弟擔心他一下子突然情況變糟，尤其最近又要接受評估看藥效如何？小弟擔心說健保給付是以兩年為準，若是吃藥之後失智情況不見改善，可能就會被迫中斷，也因此小弟曾經問我：「如果健保不給付了，我們要停藥嗎？」我不同意，小弟的答案也一樣。或許在家人遭遇到這樣的危機時刻，總是懷抱著一絲絲的希望，至少目前我們可以做的就是儘量維持父親的生活品質，可以讓他的晚年過得較為自在。有曾祖父與祖父的前車之鑑，我們希望阿爸或是長輩的晚年都可以蒙科技之賜，有更好的安置。

正當我們在慶幸終於可以讓阿爸得到較好照顧的時候，我們也慢慢發現一些疑點，起初大家還不是很在意，後來才發現情況嚴重。首先是發現阿爸身上有異味，可是Wadi不是每週替他洗兩次澡嗎？因為每週家裡都有人回去探望阿爸，所以就會互相交換一些訊息，結果發現Wadi的說法不一致，一下是一週兩次，一下又是一週一次，本來是週一洗澡，另一個說法是週六或週日，反正就是兜不攏；二妹回去，Wadi藏著肉自己吃，不給二妹吃，而最糟的是阿爸竟然發生血糖過低的情況，這是之前未有的，詢問醫生的時候，醫生還說：「你們就要補充他的食物啊！」我們也才發現，Wadi給阿爸的東西份量很少，有時阿爸叫餓，她不理會；阿爸也抱怨Wadi老是催他去睡覺（不管是午覺或晚上休息），她自己就可以看電視或閱讀，做自己的事！住在菜園前小房間的八十三歲歐巴桑，有一回告訴大妹說她的錢不見了，有五千多元，大妹當時不以為意，事後想到就覺得起疑！加上我常常在回去前會將身上還有的一些錢放在小弟的電腦桌上，可是事後並沒有打電話去確認他收起來沒有，因為好像有點在施捨的味道，擔心小弟感受不佳，後來陸續有事情發生之後，我才想起；大妹打電話問小弟，小弟說沒看到錢，接下來是大妹問歐巴桑錢掉了的時候是不是Wadi已來家裡？因為之前歐巴桑在此已經住了好多年都沒有發生這樣的事，她當初還以為自己老了、記錯了，但是她生活清苦，自己身上有多少錢其實很清楚，再則她還以為是前面鄰居有嫌疑，所以也沒有追究，但是一連串事情發生之後，不僅是家中錢財損失，還有一些衣物也是，再加上二妹看到Wadi對阿爸的頤指氣使，甚至不予理會，更糟的是：放在Wadi房前的緊急按鈕（就是嬰兒用的擴音器），只要阿爸一按鈴，我們在樓上都聽的一清二楚，但是Wadi卻說她沒有聽到，甚至說是鈴壞了，結果半夜起來的卻是我們！

因為仲介沒有Wadi以前雇主的電話，我們無從詢問她之前的服務品質如何？然而現在發現這位印尼傭是有很大問題的，於是我們開始想辦法解決，但是仲介說目前的勞工法保障外藉勞工的許多權益，我們必須要經過三次協調，若是還未能改善，才可以向當地負責機關申訴！這樣的規定就如同以往的家暴法一樣，必須要受害者舉出三次傷單，還要確保不在三次之內被打死，然後才可以有協助管道願意介入！受照顧的人已經是弱勢，有些根本經不起幾次折磨，加上行政程序一延擱，我不知道阿爸到底可以撐多久？當我們四處求助的時候，可以確保阿爸健康平安的只有自己人，所以暑假期間我們三個人輪流回花蓮，待的時間也久一些，只是大家都兢兢業業，無法睡好覺，我們到底是僱一個外傭來協助我們還是折磨我們？為什麼法律訂出來卻是枉顧我們的權益？需要被照顧人（弱勢）的權益？

我在這段期間所做的一個老年照護的研究也被兩位評審說：「為什麼他們（受訪者）不去找一些社會援助？」當時我看了這些「改進意見」還真愣了一下：這些人真的在象牙塔裡過生活嗎？他們真的不知道民間疾苦嗎？他們這些社會工作學者不清楚

我們的社會福利往往照顧不到真正需要的人嗎？他們到底清不清楚我們一般人申請社會救助的門檻有多高嗎？像是如果擁有房子卻沒錢吃飯，就不能申請社會救助，如果監護人跑了，祖父母沒有得到監護人同意是不能領救助金養孫子的！許多家庭申請「居家照護」需要有關係，而且程序繁雜冗長，這些他們不知道嗎？甚至要申請外傭看護，若循正當管道，就需要被照顧人「長年臥床，無行動能力，或是需要緊密照顧（如診斷失能或失智）」，但是很多家庭在受照顧者尚未達到這個「嚴重程度」時，就已經心力耗竭了！

有一天小弟出門又突然折返，卻看到Wadi拿著掃帚要掃地，但是家裡的狗狗安妮卻突然痛苦大叫，這對於樂觀開朗的安妮不是正常，平常沒見過這麼奇怪的事，又不是鬼月，後來Wadi又出包，小弟才想到：原來不被善待的不只是父親，還有我們家的狗狗！一定是掃帚讓安妮有不好的連結，安妮才會這樣鬼哭神嚎！阿爸沒有被善待，甚至被忽略虐待，我們心好痛！我們怪自己不察，怪仲介根本不負責，怪可怕的外勞沒有人性，但是我們卻束手無策！這一天也該是被抓出包的時候到了，二妹一大早騎單車去市場買菜，結果她忘記帶鑰匙，在門外想找Wadi替她開門，但是一進家前面的庭院，就聽見很奇怪的連續呼喊，靠近父親的房間門外探看，發現是阿爸在喊，二妹問阿爸怎麼回事？爸說他要尿尿，卻叫不到人幫忙，二妹問他按呼叫鈴沒有？阿爸說按了很多次，都沒有人，二妹請阿爸再按一次，沒有聲音，於是她扯開嗓門叫Wadi，幾聲之後Wadi才出來開門，表情很不情願，二妹馬上叫小弟下來一起處理。Wadi說是電池有問題，有時候會故障，但是電池才換上不久啊！後來質問Wadi，說要是出意外怎麼辦？她要不要負責？她才坦承自己將電池取出來了。事情已經到這步田地，我們還留這樣的幫手做什麼？父親在她手下不是很危險？小弟商請仲介出面，仲介也無奈，因為這已經是第二次我們發現出了差錯，仲介詢問Wadi要不要另外替她找雇主？Wadi欣然答應，當天晚上收拾行李走人。我們無法扣查她貼身衣物，因為有人權保障，但是總計她所偷的一萬五千多元可能花了一部分，另一部分貼身收藏，後來知道她是與也在附近工作的朋友聯手，將從雇主家偷來的財務固定時間互相交換，這樣雇主即使發現有財務遺失，也找不到證據。換個角度想：也幸好Wadi答應離開，要不然我們還要遵守契約，繼續留她在家裡，還不知道會出些什麼不可挽救的事！

為了Wadi的不良行為與疏忽職責，我們找遍了相關負責單位，但是最後的結果卻是我們自己要負責！即便Wadi因為偷竊被遣返，她過不久還是可以換個名字再過來！如果說以後我們的老年照護需要更多外傭的協助，政府相關單位是否應該更積極將許多可能發生的不利因素做妥善規劃與處理？幸好發生事情時是暑假，我們每個人可以多停留在家幾天，協助照顧父親事宜，父親右眼也因為白內障開刀，需要注意，我們順便也監控他的血壓與血糖，但是再重新申請的這個空窗期還是需要人手協助，因為開學在即，總不能讓小弟一人肩負所有責任！我們希望事情很快有轉圜，讓父親的生活品質可以維持。

*

這一天帶阿爸去牙科，因為小弟發現他有蛀牙，也掛了骨科，因為阿爸每次要上床睡覺躺平時，腰椎會一陣刺痛，總不能讓他老是這樣，我猜想也可能是因為這個原因，阿爸不太願意上床去睡，但是不上床睡，他的腳部就會嚴重水腫，也影響他的睡眠品質。阿爸最近的情況很奇怪，有兩次血糖值太低，幾乎休克，後來我們晚上就不敢睡，每隔兩小時查看他的血糖與血壓，後來發現血壓特別低，只好用墊高腳部的方式因應，這樣的照顧方式也影響阿爸的睡眠。我採用的方法是：入睡後兩個鐘頭，先檢查他的血糖，如果發現很低（低於八十），就給他吃點心，若是過低（低於五十），馬上塞給他兩塊方糖（更緊急時需要將方糖泡水讓他馬上喝下），我睡在父親房間旁的客廳，鬧鐘一響就必須要起身，有時候聽見一些聲響也要起身探看，這樣的工作真的很累人，我當然也明白先前外傭的辛苦，因此我後來告訴草擬新外傭

「服務項目」的二妹：「重新考慮那些時間分配與項目，最好妳自己先跑跑看，如果可以負荷就採用，不行就要有所修正。而且，如果現在晚上需要起來看顧，那麼一定要午睡才可以，不然會崩潰。」看完醫生回程途中，我詢問阿爸「二十連續減三」的問題（這是測失智症的問題之一），他都答對，我非常高興，又問了他乘法，也都答對，我非常興奮！其實阿爸的情況就是時好時壞，但是我們又希望有奇蹟！看到自己「原來」心目中熟悉的父親回來，那種感受真是複雜。

以前讀到論語上面所說「父母之年不可不知，一則以喜一則以懼」不太能體會，後來隨著生命經驗的增加，感受就很具體真切了！心理學家馬斯洛提到人的需求層次，最高的是自我實現與心靈的滿足，我相信這些在最低層的需求同時也會出現，只是我們注意的重點不同罷了！

第二十三章　回復原狀

外傭離開之後，照顧阿爸的責任重新回到小弟身上，我曾經建議請臨時或是本土的看護協助，但是小弟堅持不肯，我只好尊重他的決定。阿爸其實也知道我們的辛苦，可以時就儘量配合，只是他的情緒不穩，有時候還是很「魯」，因為他生病，所以我們學會了不計較。

Wadi這位外傭離開之後，照顧工作幾乎就落在小弟身上，我們輪流回去看阿爸，主要是希望可以減輕小弟的辛勞，因此基本上要學會如何量血壓、血糖，注意阿爸的情況，也需要每隔幾小時給阿爸上廁所、吃東西。經過這一段時間的試驗與訓練，小弟已經拿捏出哪些食物對阿爸來說是安全的，不會讓血糖突然升高許多，也知道每隔三個半到四個小時給阿爸補充食物更好，這樣也可以讓阿爸的睡眠品質好一些。原本我們需要每隔兩小時或更長一點的時間就起床替阿爸量血壓，順便看他要不要尿尿？後來慢慢調整出最佳時間，可以不讓血糖太低，也儘量不影響阿爸的睡眠，這全都要歸功小弟的聰明與用心。

只要回家，我就會睡在客廳，因為隔壁就是阿爸的臥房，可以隨時注意到他的情況。阿爸情況好的時候會在半夜有尿意時自行起身尿尿，當然他用的是尿壺，他也會說擔心我們要起床、睡不好，我當然也感謝他的用心。然而，因為在夜間替阿爸補充的食物是以烤吐司為主，後來卻發現阿爸床上有螞蟻出沒，擔心阿爸因此被螞蟻咬、睡不好，所以就要有殺蟲的準備。我也擔心阿爸在夜裡吃東西時懶得起床，就躺著吃，怕食物太乾會噎著，所以一面還要在一旁給阿爸喝點水，阿爸有時候吃著吃著就會睡著，我們還要叫醒他，有時候他脾氣不好，就會斥責幾句，聽聽也就算了。

阿爸因為抓癢，又引發了蜂窩性組織炎，加上在自行強出院的情況下，之前的蜂窩性組織炎還沒有控制好，一出院不久又在廁所坐一天多，正好輪我回去，我也勸了很久要他去床上睡，他好不容易要去床上睡了，小弟卻發現他的腳開始發紅，情況不對，要帶他去就醫，但是阿爸就是不肯，在床上躺了一個小時左右，我也發現紅腫蔓延很快，一下子就到了大腿，阿爸這下也才感到疼痛，急急將在工作的小弟召回，去醫院急診室報到。這下真的很嚴重，住院感染科醫生發現情況不佳，把最糟的情況跟我們說明，我與小弟也決定若是要截肢也要做，只是阿爸的年紀與體力可以承受嗎？阿爸也聽了醫生說的，但是似乎事不關己，沒有什麼反應。在使用抗生素治療期間，明知抗生素對其腎臟極為不利，但是又能做些什麼？阿爸沒病識感已經不是這一兩年的事，他一向喜歡拖拉，非到事情嚴重了，或是他受不了了（通常是疼痛），才會有行動，所謂的「皇帝不急，急死太監」就是這樣的情景。這一次不僅是蜂窩性組織炎復發，還有尿道感染，加上肺部積水，還有氣喘現象，接著就是免疫力差、舌頭破了，阿爸後來拒吃食物，體重從七十多下降到六十六，小弟就買了稀飯，將菜餚混入稀飯內讓阿爸吃，阿爸只是嚼一嚼，把固體食物吐出來。

因為阿爸後來有便秘情況，蹲在醫院廁所也拉不出成果來，小弟甚至以人工方式替阿爸挖肛門，把擋在肛門前端的硬屎先用手指掏出來，方便阿爸繼續使力拉，因為催便劑對腎臟很傷，小弟只好用這樣的方式來協助。輪到大妹回家時，阿爸還住院，大妹與臨床的家人聊起來，對方提到小弟照顧的辛苦與智慧，說她這幾天在鄰床的觀察，發現小弟照顧阿爸很聰明，會用腦袋去思考，讓照顧更有效率，當然她也聽到阿爸對他人抱怨小弟，她還說：「要換作我，先幾個巴掌下去！」當然我們不能這麼做，小弟也不會。只是阿爸很「番」、很「魯」也是事實，我們只會心中難過或謾罵，但是沒有形諸於口。我記得將一本看過的關於「前世治療」的書讓小弟看，他後來說：「我不相信什麼前世因果。」也許我是希望他可以稍解內心的愧疚或是擔心，因為這些年來他在阿爸身邊受太多苦了！

好容易等各科醫生會診，將阿爸的情況做了相當控制之後，阿爸出院了，雖然可以有較好的睡眠品質，也許小弟也不需要常常醒著不能睡，但是照顧責任又全部要小弟扛起。小弟說爸的進食情況依然不佳，他只好用雞精混著稀飯讓阿爸每隔六小時吃一次，補品對腎臟不好，但是目前只能看優先次序，不能面面俱到！這天週日，應該是輪大弟回去，但是小弟接電話時說沒人回去，大弟只是一句「孩子生病」就打發。我們回去的工作其實很簡單，至少可以讓阿爸與小弟安心，最重要的是希望可以讓小弟在幾天的全時照顧之後，可以有較好的睡眠，或是出去散散心，只是家人不能同心，又能如何？大妹聽了很生氣，我只是勸她：「我們只是給自己交代。」

小弟說新的外傭可能要在明年初才會來，而原來的外傭Wadi是在花蓮他的一位朋友家工作，小弟本來想告訴對方這位外傭的行徑，結果朋友先知道了，因為原來的外傭回國三個月，只好先請人照料植物人的父親，朋友也清楚這些「轉走」的外傭應該是有問題的，但當務之急也只好如此，希望這三個月好好平安度過。

與小弟一起照顧阿爸，就能夠深刻體會照顧的細瑣與辛苦，勞力的工作是必要的，還有心上的負擔，只是小弟一人獨自承擔了這麼多年之後，才讓我們知道！真是為難他了！

許多的事不在我們的控制之內，所以我們要學會與它們「和平共處」，這也是最近心理學發展的新趨勢，甚至進一步與東方的哲學及禪學做結合，顧及人類精神與心靈上的需求，生命的質感與深度也得以展現。

第二十四章　生命中的貴人

我們生命中都會出現許多貴人，他們基本上是會協助我們生活得更好，更有質感，後來我才發現，有些人即便給我們磨練或磨難，也可以激發我們的韌力與能力，也是我們的貴人。

這一次回花蓮，有一天晚上就突然決定去拜訪高中導師鍾老師，地址很好找，騎個腳踏車，找不到時就沿路問。老師見到我不知道如何形容她的表情，感覺上不是老師老了，而是我的年紀增長了不少。聊到現在手足們輪流回花蓮探望父親，老師也分享九十多歲罹患失智症母親的情況，雖然老師母親時好時壞，但是她也認為目前所服用的失智症藥物讓患者的家人很覺安慰。

我自小學到大學的老師，高中導師與一位大一英文老師是我曾經探望過的，其他則有若干書信的連絡。我是高二上才到鍾老師的班上，當時自己是普通班過去的學生，還遭受歷史老師的言語羞辱，一副看扁我們這些自其他班級轉來的學生，衝著這個，我第一次月考就拼了，結果上第五名，我後來想想其實要在這個班級生存並不困難。只是當時自己是單親家庭，許多的情緒問題未解，就以寫週記的方式紓發，結果鍾老師非常用心，通常我寫一頁，她就會在後面寫三五頁回應，也因此我的週記換了很多本，但是這個關心有感動我，即便我不會以言語的方式道出，但是永遠記在心裡。我告訴老師當初進了她不希望我念的系所，沒想到後來我雖然繞了一圈，還是回到輔導諮商這條路上，而且很喜歡這個工作。

*

這一回隔了近一個月才輪我回花蓮，小弟說阿爸最近很不想動，連吃飯都懶，自己連捧碗的動作都不願意，新來的外傭娜妮也擔心他的身體，所以就用餵的，這下子爸更有理由不動手了！小弟與我們都希望阿爸可以多多少少自己活動一下，不要凡事都要他人協助，所以我們苦說歹勸，用了不少方法，但是效果有限！如果不讓娜妮餵，阿爸就擺爛，寧可打瞌睡，讓食物晾在一邊，讓旁邊的人乾著急。

阿公要過世前半年，就是突然變得很依賴，以前很勤奮的人突然間改變了性格，甚至要我們餵飯給他吃，因為前車之鑑，所以我們當然很擔心。只是阿爸原本就不是勤快的人，與阿公的情況又不同。也許他也認為活著是一個負擔，所以才會拒絕一些存活的必要動作吧？有一位認識二十多年的長輩，前陣子也突然跟我說：「覺得活著沒意思，想要跟老方（過世的丈夫）去了。」但是因為還有一位需要掛心的兒子在，還是要撐下去。這位伯母在去年過年前還跟我說一些「托孤」的話，意思是希望我可以在她身後照顧她那位患有自閉症的兒子，我回絕了，畢竟她還有其他的兒女可以幫手，雖然這表示她對我的信任，但是責任太大了啊！對應這位長輩的心境，我也許可以理解阿爸的心情，最近讀到一些論文，提到認為自己生命有意義的人會活得比較長久，那麼一個人到了老年，生命意義就比較不容易發現了嗎？過幾年我也要考慮退休的事，只是退休之前真的需要練習如何過生活與打發時間。突然之間多出了這麼多時間，沒有好好計畫，的確可能會產生「退休後等死」的結果。現在我在做自己喜歡的工作，也有一些思考上的出產品，只要有空閒也許會去與朋友聊天，跟人搭訕，我對於旅遊也沒有特別偏好，因此只要智能情況尚可，也許我會延後退休的時間。

因為系裡最近接了高雄輔導學分班的課，我與其他兩位同事分攤課程，卻因此必須將時間做更精準的調配與計畫，因此幾乎是一個月才回去一次，在台北的兩位妹妹就責無旁貸每人每月多輪一次。我其實很感謝父母親生我們這麼多個，小時候也許嫌吵，嫌父母給的愛不夠，但是年紀漸漸增長，發現以前競爭的關係變成分工與合作，至少在有事時可以有商量的對象。二妹是安排行程的，每個月我會先問她我本月回去花蓮的時間，若是有其他事務要忙，她就會負責協助調配。

這一回小弟說爸的腎臟功能又更差了，以前是二點二，還可以持平很長一段時間，前陣子去測卻升為四點四，到六就必須要洗腎，我當天晚上自己睡不著，在床上哭，後來清晨聽見樓下有騷動的聲音，下樓去看，小弟與外傭正在忙著給爸清理身體，因為爸要尿尿，卻沒有按出緊急呼叫鈴，阿爸一個人就掀開被子，沉浸在自己拉出的尿液中，我去拿新被子給他替換。翌日清晨娜妮說已經發生幾次了，可能跟阿爸最近身體的狀況有關，只是娜妮很擔心自己因為沒有做好工作被遣返回國，我告訴她我們很感謝她來幫忙，阿爸的情況我們都很努力要讓他的生活品質更好，然而他同時諸病纏身，許多情況也不是盡人事就好。這一天上午娜妮與我讓阿爸去外面曬太陽，阿爸拄拐杖的力氣小很多，而且步履蹣跚，有幾回好像要跌倒，好容易讓他在椅子上坐下，他卻閉目睡著，對於我的問話根本無心要答。我與娜妮就為他按摩身體，阿爸的雙手因為腎疾引發皮膚發癢，他自己常不自覺就出手抓，已有多處破皮，娜妮為他擦藥，他還不喜歡。我告訴阿爸那位八十三歲老婆婆的小兒子要在附近開店做生意了，老婆婆要去幫忙，所以這一陣子沒有積極在菜園種菜。

我不知道換作自己站在阿爸的立場，會不會願意活著？我常常在想他每天的生活：早上八點前起床，準備八點吃藥，然後呆坐在電視機前面打瞌睡，現在也沒有節目可以特別吸引他了，接著若沒有曬太陽，可能就讓他去床上睡，到了下午兩點起床吃飯，服藥，如果沒有洗澡，可能就安排一些歌曲讓他聽，陪他聊天（這是娜妮目前較難做到的，因為她的中文字彙有限），或是替他做一些身體的按摩，然後又回床上去睡，八點之前讓他起床吃飯，吃藥，也許他要排便，可能就花上幾個小時，一天的作息就這樣，半夜兩點還需要補充方糖，怕他血糖太低。以前半夜這一餐是以吐司或饅頭替代，只是會留麵包碎屑，螞蟻就集中在床上，再三考量之後才有這樣的改變。前些時候一位認識二十多年的老人家也對我說：「我覺得活著沒有意思。」七十多歲的她生活不需要憂慮，身體也很健朗，前陣子與一群同好去北海岸攝影，結果不小心滑了一跤，撞到頭部，後來檢查無礙，卻有頭痛的後遺症，覺得生活失去了往日的樂趣，那時與她通了很長的電話，也找不到好的理由說服她，後來她自己說：「我還不能死，還有義務未了！」她指的是自己那位年過中年的輕度自閉症兒子！生命到底應該什麼時候結束？當身體機能退化或病痛纏身時，是不是死的慾望就會增加？

那天清晨看到小弟與娜妮在收拾爸尿失禁的善後工作，小弟一反常態以中文對阿爸說話，要他做一些動作、移動身體，但是阿爸似乎不太了解他所說的，表現出來就讓人覺得可能配合度不夠，小弟急了聲量就更大，我也不便插手，我在一旁轉譯成客家話，雖然我明白大聲喝斥阿爸，也不能改善目前的情況，可能更增加他的迷惑，只是我不是每天在爸身邊照顧的人，不會明白照顧人的辛苦（要拿捏不會讓血糖升高的進食時間、飲食內容，又要注意突發狀況），小弟還要趕電腦的工作、唸書，有時連睡眠都無法固定，充分與否更不必說了！

這一段時間，阿爸的貧血情況嚴重，所以不吃牛肉的小弟就遵照營養師的建議給阿爸吃牛肉，但是這樣一來，可能就讓腎臟的排泄功能更糟，然而卻也只能就優先重要事務來做決定。小弟發現情況越來越不對，直接去找爸的主治醫師，才與了解腎疾的營養師接觸，進一步清楚飲食的禁忌與調配。我們的醫療體制是很被動的，倘若病人或其家屬不知道主動詢問，或是有特殊需求，基本上醫院方面是不會主動告知注意事項，讓家屬去摸索，可能就此延誤了療效與關鍵時間。也許是因為爸的情況較複雜，有腎臟、糖尿病，加上血壓問題與失智症，小弟已經很努力讓他的病情不惡化地太快了，當他發現許多的錯誤竟然是因為自己資訊不足，那種悔恨、焦慮與生氣是可以理解的！爸現在連我的問話與答話都興致缺缺，我用手去碰他，他顯得不耐，然後又閉目養神了。

我之前在做「隔代教養」的研究時發現：那些在祖輩教養下的孩子會提早遭遇生命中的失落經驗，也提前了解生命的現實，這樣的生命經驗讓他們更早熟。長輩的慢性疾病，對一個家庭的影響很大，也衝擊到長輩對於自己生命的意義與自我定位，絕大部分的老年人自殺是因為怕成為家人的「負擔」，倘若可以讓長輩們在生活中多些趣味與新鮮感，以及他們可以做的貢獻，也許可以增加他們生命的質感與生存意志。

第二十五章　緣分

新來的娜妮只有二十七歲，但是心地很善良，也很願意學習我們對她沒有防備心，也把她當作家裡的一份子。如果娜妮來到我們家是緣分，與我們同住的八十多歲歐巴桑也是，她與我們同住六年，與我們結下了很好的緣分，雖然她的子女不像我們這樣發展，她也很認命。

最近又是報稅季節。在幾年前，都還是阿爸替我報的稅，我幾乎不需要做任何工作，因為他會打電話給我，告訴我該寄什麼資料給他，而我總是會忘記，他就會連打好幾通電話來催促，後來我都會不耐煩地回應，那個時候他還會提到今年要給誰報撫養雙親的稅，我們以前是採輪流的方式，後來就變成是由我來報。那一年阿爸告訴我，我得要自己報稅了，我也是應允說好，但是連續算了幾年，每次都令我頭大算不好，後來是一位同事教我如何分類去算，總算是領略了如何化繁為簡。

每年到報稅時間，我就會陸續收到稅單。因為我是用最原始的紙筆填表方式報稅，因此幾乎是從頭到尾自己慢慢拿捏、學習，甚至去年突然大廈裡警衛室不提供報稅單了，我找了好幾處都沒有下文，還是附近機車行老闆好心給我一份，只是缺了報稅說明書！自己親手操作之後，才了解報稅人的辛苦，要臚列一切的收入與支出，因此每一年都要將醫療費用單據也一一檢視，每一年看到父母親的醫療收據，心上都有隱隱的痛，尤其是看到父親住院的單據，門診科別與各種藥品的清單，有時候真的無法算下去！近幾年，我也開始看到自己看診的一些單據了。

在自己還沒有負責報稅之前，阿爸跟我要一些資料，我都會嫌煩，因為基本上沒有保留那些資料，現在才發現，阿爸一直也是使用「列舉式」的報稅方式，真是工程浩大！我覺得自己不如父親的地方，除了數學之外，就是耐心。以前常常看到阿爸在做統計的工作，有時時間急迫，他還必須要熬夜幾天，那時候周日清晨，我們就會看到阿爸在客廳的桌上算一大堆數字，孩子們會好奇阿爸在做什麼？雖然怕吵到他，但是也希望跟阿爸有一些互動。阿爸沒有發過脾氣，儘管工作壓力大，他還是會順從我們的一些要求。

現在我大概一個月會回花蓮老家一趟，如果手邊沒有急迫的工作或行程，可以待個四、五天，沒有輪我回花蓮的時候，我每週會儘量打個電話到家裡，外傭娜妮會接電話，然後我就會跟她聊阿爸的近況，或是今天的情形，接著就可以跟阿爸有幾分鐘的對話，有時候阿爸會報怨娜妮逼他喝水，上廁所不要太久之類，他會以為娜妮聽不懂，其實娜妮都知道，第一次她會生氣辯駁，但是後來我們做了說明，娜妮才不會生氣。照顧阿爸不是容易的工作，有時候是為了阿爸好，但是阿爸卻不一定領情。娜妮也來自印尼，有一個兒子，她與丈夫都在國外工作，她比上一個Wadi要好太多了，可能是第一次出國工作，娜妮剛來時還很擔心自己中文不好，但是學習得很快，她現在都可以聽懂阿爸說的客語，而且她幾乎不出門，會自己找事做，我們也當她是家人。最近她家裡老人家也有病痛或是過世，小弟也借薪水給她，甚至包白包給她，娜妮很感謝我們的善意。

有一次我問娜妮，我們哪一個人回來她比較有話聊？她說是大妹跟二妹，而我總是有許多事要做，常常是待在電腦桌前。這一陣子，娜妮有貧血情況，而阿爸又有缺鐵的症狀，因此必須要補充紅肉給他們，不吃牛肉的小弟就買了牛肉，小弟說自己有點不好意思：「我自己不吃牛肉，阿爸吃的肉類也是以魚雞為主，忘了娜妮每個月還有月事來，需要補充。」我想我們其實也有責任，既然把她當做一家人，應該更關切到她的需求才對！

*

住在旁邊的八十七歲老婆婆在今年春節後搬去兒子家附近了，聽說最近因為騎車摔倒，手部斷裂在休養，這一天天氣好，小弟就載著我們去看老婆婆，阿爸坐在一邊，很仔細在聽我們說話，但是卻沒有接話，於是我問：「爸，你很累嗎？」阿爸搖頭，只是作客半個多小時之後，怕陣雨又下來，我們起身告辭，爸卻說他還要坐一下。

因為這一陣子阿爸的精神不佳，連應話都懶得，我詢問娜妮她有沒有發現阿爸這樣？她也說是：「因為以前會問印尼怎樣？現在問他，他只是『嗯』。」我們很擔心阿爸的身體狀況是不是更糟了？小弟說隨時要有洗腎的打算，而阿爸又有失智症，他會越來越糟，甚至最後會慌亂，不認識自己。我最近看了一本美國醫師寫他與父親的故事（《爸爸教我的人生功課》），作者本身是老人醫學的專業，對於自己失智症父親的病況進度非常了解，他甚至說：「希望父親不是因為失智症而被帶走。」也許他也希望父親可以保有最低限度的人性尊嚴吧！娜妮會常常找爸說話，阿爸不一定會回應，但是娜妮還是會與他互動，我們很感謝娜妮，因為她願意與阿爸溝通，所以阿爸的退化就較為緩和，對失智症的人來說，社交生活是相當重要的，只是阿爸行動不便，加上同儕都慢慢凋零老去，能夠跟他說話的對象也不多了。

阿爸若是精神較差，我們就希望以其他活動讓他可以更活躍一些。我返屏東之後，娜妮說他們還開車出去逛了，阿爸的精神似乎愉悅了一些。只要可以出門，或只是出去曬曬太陽，讓阿爸的生活有一些改變，我想他都會很高興吧！每一個月我們輪流回去，其實也是給小弟作伴，讓他可以安心一些，有可以談話的對象，畢竟照護的工作實在太辛苦了，現在幸好有外傭幫忙，也不必擔心外傭有偷竊或偷懶的情況發生，我們真的很感謝上天讓娜妮來到我們家。就像那位曾住在我們家的老婆婆說的：「我們有緣分才會在一起。」與老婆婆，娜妮都是善緣才會聚在一起吧，而我們彼此之間也很珍惜這樣的緣分。

心理學將人際關係列為心理健康的重要指標，而家人之間的關係尤其關鍵，是因為家是一個人經驗生活與學習多種社會技巧最基本的場所。我們家人之間的聯繫，直到父親生病，展現出最大的韌力，大家分工合作，共體時艱。雖然從小到大，我們經歷了無數次的家庭危機（包括母親出走，祖父生病，成長過程的蛻變），但是我們都可以安然度過，這就是家族治療所稱的「家庭韌力」。

第二十六章　小小幸福

以前以為幸福很難體會，但是現在卻發現只要是小小的幸福，幾乎可以信手拈來，不需要發生太大的事件，那種體會與感受就是幸福！雖然外傭出了差錯，幸好我們正在放暑假，所以有足夠的人力可以勝任這個轉接點。當我們看到阿爸有一些正常生活的舉止，那種安慰感不是筆墨可以形容。

這一天阿爸的舊識打電話來家裡，說自己與妻子已經從鳳林遷回花蓮市，特別來電告知，當時阿爸正在午睡，我轉達友人來電時已經是近傍晚，但是父親神情似乎非常愉悅，堅持要自己回電話，他還要我將電話號碼說給他聽，他記下來，然後自己撥號。我與娜妮協助他在電話機旁坐下，看著他依據電話號碼在撥號，然後電話通了，他開始與對方聊天，快樂的神情躍然紙上！我當時目睹這一切，感受很溫馨，阿爸就像是我一向熟識的那一位，樂觀開朗，喜歡與人聊天。我就是喜歡這樣單純的幸福！後來我把這一天的事描述給小弟聽，他也聽得津津有味。

我們從來就沒有奢望太大的幸福。當別人的父母親要孩子去掙錢、發財的時候，阿爸告訴我們：只要是正當職業就好。我們家有三人從事教職，兩位從商，一位擔任電腦與環保工作，我們都在自己的崗位上兢兢業業，也盡自己的力量讓世界更好。阿爸也沒有向我們伸手要過生活費，他自己還有微薄的退休金，只要是誰需要，他都不吝於伸手協助。偶而，我們也買彩券，但是中的機率不高，我告訴小弟說：「我們是用實力賺錢的人，真好！」感謝老爸從我們小時候就教育我們要有一技之長，因此他的許多投資都是在我們的教育上。現在我們在自己的工作崗位上可以恪盡職責，至少無忝父母。

我們最擔心的結果還是發生了，儘管小弟針對父親的食物與飲水的嚴格控管，父親的腎功能還是只剩下百分之三十，於是接受醫師的建議，開始做析腎準備。父親從民國一百年十一月起就開始腹部透析，外傭與小弟就仔細做臨床實習。因為是居家腹部透析，因此要特別注意細菌的感染問題，要不然很容易併發腹膜炎，因此他們都很小心。每回外傭娜妮替爸做透析動作時，當週只要回家探望爸的人，都要在一旁觀摩學習，這是希望大家都可以參與，並熟悉具體細部之故。

娜妮在十二月底返鄉探親一個半月，我之前就知會小弟要請人協助照顧，不必擔心金錢的問題，但是小弟說他自己可以掌控，外傭一回國，就全部由小弟一人負責。我因為學校較早放假，所以就提前回去協助，了解照顧的流程之後，與小弟二人連白天都要輪流睡個回籠覺，要不然真的無法撐下去，我不知道小弟一個人是怎麼撐過十幾天的？每天的流程幾乎一樣繁瑣卻又必須，早上七點半我就先起床讓透析液溫熱（進入體內較合適），採用熱毯包裹預熱的方式，預熱四十五分鐘，然後才叫小弟起床作業，晚上在阿爸臨睡前又要做一次，中間還要負責三餐與藥物，若只是放在一個人肩上，的確是不能承受的負荷，但是這些小弟都承擔下來了。以前阿爸每次住院，隔壁床的家人或是醫生護士，也都會自動詢問：「你女兒媳婦沒有來？」我這個教性別教育的聽起來殊不是滋味，但也不得不承認我們其他子女也失職。後來娜妮回來，我們真是感激到不行！然而經過了兩個月的奮鬥，阿爸的腹部還是遭受感染，只好做血液透析的選擇（就是機器析腎），也就是得再挨一刀，幸好一切順利！

每天早上我們要打電話預約車輛，不是長照就是復康，感謝這些機構的協助，讓我們省了許多人力，也更感謝這些司機先生小姐們的熱情協助，阿爸的析腎過程才這麼順利。然而血液透析會讓阿爸身體很虛弱，光是要調整析腎病人的飲食，都是經過一番痛苦摸索之後，才慢慢熟悉，最困難的是有一陣子阿爸幾乎不肯進食，所以只好採用流質食物，只是這些補充食物都需要慢慢試，才調整到適合阿爸，金錢我們都可以分攤，就是調整過程，都是小弟一人在尋求管道與專業窗口，後來直接問析腎病患家屬。儘管析腎順利，但是要嚴格控制體重，不能讓阿爸的體重過重，表示體內水分過多，而阿爸有時候也會發脾氣，不想吃實質食物，我們就會擔心他的體能與營養。常常還需要用拐騙的方式，這真的也違反阿爸給我們的家訓。像是阿爸喜歡軟的食物，或是水分多的，只要是他喜歡吃的，他就會很客氣地說：「謝謝」，他不喜歡吃的就會說：「小姐妳吃。」搞得娜妮哭笑不得！有一陣子阿爸幾乎都是進流質食物，好一點的時候就吃稀飯泥（把蔬菜肉類等打成汁，和入稀飯中），那種食物真的會讓人食不知味！

當血液透析慢慢順暢之後，小弟還特別替阿爸安排每週兩次的復健，因為阿爸幾乎是飯來張口、茶來伸手，體重一直居高不下，許多的身體機能也要運作，才可以保持健康。每週去復健一個小時，阿爸也會與職能治療師討價還價，要遇到比較堅持的治療師，他才會配合做一些復健動作；雖然早期會聽他抱怨，但是現在比較少了，偶而他還會詢問娜妮該日是否要去做復健。我們每週都輪流回家，一來是減輕小弟的心理負擔，給他打氣，二來也是陪陪阿爸與娜妮，我們能做的就是購物與按摩。

那一天聽阿爸說：「要上大號很麻煩。」我會覺得痛，但是還是跟阿爸說：「人就是有進有出，才會健康。」他也沒有再多話。有時候阿爸很懶得說話，總是用「嗯嗯」表示，我們都會堅持他說出來，所以也常常聽見娜妮說：「阿公，不要嗯嗯，要說出來。」至少每天有人在阿爸身邊，讓他有說話對象，這樣子我們也比較放心。前一陣子，小阿爸一歲的農校學弟來訪二十多分鐘，阿爸滿臉都是笑容，他們談的也是過去的故事與目前自己的現況，但是看見阿爸的笑容還是很令人欣慰的！以前一位老同學提到她父親失智症末期的慌亂，感覺很難受，想到我們一生都在努力定義自己，但是罹患失智就是慢慢喪失自己，死亡則是完全要放掉自己，這是需要多大的智慧啊！

父親罹病之後，我們很珍惜這樣的小小幸福。每個月輪我回花蓮，我就可以休息四五天，即使在家裡可以協助的工作不多，但是可以看見父親平安過生活，帶他去天井曬曬太陽，做一些按摩或小運動，偶而跟他有小小爭執，或者是出題目問他，這些幸福固然微不足道，卻是我們萬分珍惜的。

父親開始析腎的生活，我們也努力配合。小弟希望阿爸的生活可以更有質感，不需要常跑醫院，所以先選擇了在家可以自理的「腹部透析」，但是經過兩個多月，情況不佳，阿爸很容易感染，所以最後還是做了血液透析的決定。血液透析需要隔天去醫院，但是有民間與公家機構的交通協助，讓我們認識了更多善心人士，也減少了照顧上的負擔與壓力。只是我們也很清楚，這樣的日子到底能夠持續多久誰也不確定。

後記——阿爸於一〇四年九月十日與世長辭

給爸爸的信

阿爸：

　　最近天氣變得比較冷了，希望你起床後要穿夠衣服，不要感冒。雖然我們這些孩子不是每個都在你身邊，但是我們都很關心你，也祈禱你每天都過得很健康、快樂、順利！

　　每個禮拜我們會輪流回去看你，跟你談談話，看到你健健康康，平平安安，能吃能睡就是最大的幸福！你知道我們的棒球賽輸給日本了嗎？真是很可惜，不能直接參加明年的北京奧運，需要再跟幾個隊伍比。

　　我記得以前小時候，我們全家都會熬夜起來看球賽，那個時候中華隊真是很厲害！現在許多國家的隊伍也開始強起來了，我們就要更努力才會有更好的成績。就像你以前告訴我們：「先努力再說！」一樣，我們現在也在每個工作崗位上努力，希望可以讓你也覺得光榮。

阿爸也要遵照醫生的囑咐，好好吃藥治病，我知道你是一個願意合作的人，為了你的健康，你也要加油！

女兒

二〇一二年三月七日

給小弟的信（一）

泰安：

昨天我去東港國中演講，載我回來的一位老師說，他們今年有一位同事擔任代課十多年，今年才考上正式教師。而且今年小學一年級新生已經自二十萬人降到十六萬，看樣子有更多教師會被迫縮編，會有更多人失業。今年我會試試○○大學的教師徵選，看有沒有機會距離台北更近，因為珍如他們希望可以接阿爸去台北住，這樣人力也比較充足。如果有事可以請人來看一下，費用不用擔心，自己要做的事比較重要，要堅持下去！

心情需要調節，也要出去走走，找人談談，自己的生活還是要過。你的犧牲與用心我們都感受到，也十分感謝。

你對我們很重要，感謝你在，你也要跟我們一起加油！

大姐上

給小弟的信（二）

泰安：

其實我們都是沒有被照顧好的孩子，必須要自己獨立奮鬥求生存。不要對珍如他們太苛，大家心裡都有傷。

弄給爸吃的東西份量少一點　但是可以把菜肉等替他先做選擇，這樣他也許就不會不吃了。也要記得不要給他吃米粉，容易噎到。謝謝！

大姐上

給小弟的信（三）

泰安：

沒有（考）上我們也很難過，知道你很失望，但是也很佩服你對於監獄與刑法方面的了解很深入，也與一般案件或生活結合在一起，這不是一般只會考試的人可以做到的。還要再加油！自己的信心與動力最重要。

我也希望你可以有每天唸書的時間，不要受雜務所擾。也許你擔心還要接電腦工作來維持生活，我希望你可以縮減修電腦的量，給自己足夠時間專心準備考試。不用擔心生活費的問題，目的達到最重要。而且手足就是彼此互相支持的，你支持我們，讓我們可以在自己的事業生活上奮鬥，現在該是我們支持你的時候了！希望可以早日安排讓人來幫忙照顧爸爸，你就可以更努力衝刺。

今天放榜的短暫失望，希望你可以正向看待，化為自己最大的動力。我相信上天會護佑好人，也許在成功之前還有些挑戰與試煉，這也是為了磨練我們的能力與智慧。以你目前對於科目的解讀與了解，我確信你在下一次考試，以及正式擔任觀護人時，會有較之一般人更圓熟歷練且周全的考慮與作為！

我們都支持你！

大姐上

給小弟的信（四）

泰安：

爸上床去睡覺是有點困難，他必須要先坐在床上，然後將腿舉上去，所以他都是躺在床外緣的三分之一地方，因此常常右手就會掉在床邊，應該很不舒服。我不知道可以怎麼協助讓他更容易上床？也許會增加其上床睡眠的機會。另外，若是他的牙齒不行，其實會影響許多方面，不知應該給他做假牙否？

但是他都不願意配合，也很難。請設法！

另外多多加油，我相信你可以金榜題名！

大姐上

健康Life14　PD0029

新銳文創
INDEPENDENT & UNIQUE

爸爸，我不會忘記你
——心輔系教授記錄失智父親的生活點滴

作　　者　邱珍琬
責任編輯　陳佳怡
圖文排版　周妤靜
封面設計　王嵩賀

出版策劃　新銳文創
發 行 人　宋政坤
法律顧問　毛國樑　律師
製作發行　秀威資訊科技股份有限公司
114 台北市內湖區瑞光路76巷65號1樓
電話：+886-2-2796-3638　傳真：+886-2-2796-1377
服務信箱：service@showwe.com.tw
http://www.showwe.com.tw
郵政劃撥　19563868　戶名：秀威資訊科技股份有限公司
展售門市　國家書店【松江門市】
104 台北市中山區松江路209號1樓
電話：+886-2-2518-0207　傳真：+886-2-2518-0778
網路訂購　秀威網路書店：http://www.bodbooks.com.tw
國家網路書店：http://www.govbooks.com.tw

出版日期　2016年1月　BOD一版
定　　價　250元

版權所有・翻印必究（本書如有缺頁、破損或裝訂錯誤，請寄回更換）
Copyright © 2016 by Showwe Information Co., Ltd.
All Rights Reserved

Printed in Taiwan

國家圖書館出版品預行編目

爸爸,我不會忘記你：心輔系教授記錄失智父親的生活點滴 / 邱珍琬著. -- 一版. -- 臺北市：新銳文創, 2016.01
面； 公分. -- (語言文學類；PD0029)(健康Life；14)
ISBN 978-986-92097-6-2(平裝)

1. 老年失智症 2. 通俗作品

415.9341 104019703

讀者回函卡

感謝您購買本書，為提升服務品質，請填妥以下資料，將讀者回函卡直接寄回或傳真本公司，收到您的寶貴意見後，我們會收藏記錄及檢討，謝謝！

如您需要了解本公司最新出版書目、購書優惠或企劃活動，歡迎您上網查詢或下載相關資料：http:// www.showwe.com.tw

您購買的書名：________________________

出生日期：________年________月________日

學歷：□高中（含）以下　□大專　□研究所（含）以上

職業：□製造業　□金融業　□資訊業　□軍警　□傳播業　□自由業

□服務業　□公務員　□教職　□學生　□家管　□其它_____

購書地點：□網路書店　□實體書店　□書展　□郵購　□贈閱　□其他

您從何得知本書的消息？

□網路書店　□實體書店　□網路搜尋　□電子報　□書訊　□雜誌

□傳播媒體　□親友推薦　□網站推薦　□部落格　□其他__________

您對本書的評價：（請填代號　1.非常滿意　2.滿意　3.尚可　4.再改進）

封面設計____　版面編排____　內容____　文／譯筆____　價格____

讀完書後您覺得：

□很有收穫　□有收穫　□收穫不多　□沒收穫

對我們的建議：________________________

____

____

____

請貼
郵票

11466
台北市內湖區瑞光路 76 巷 65 號 1 樓
秀威資訊科技股份有限公司 收
BOD 數位出版事業部

（請沿線對折寄回，謝謝！）

姓　名：＿＿＿＿＿＿＿＿　年齡：＿＿＿＿　性別：□女　□男

郵遞區號：□□□□□

地　址：＿＿＿＿＿＿＿＿＿＿＿＿＿＿＿＿＿＿＿＿

聯絡電話：(日)＿＿＿＿＿＿＿＿＿＿(夜)＿＿＿＿＿＿＿＿＿＿

E-mail：＿＿＿＿＿＿＿＿＿＿＿＿＿＿＿＿＿＿＿＿